腸道菌與動脈硬化、老化、失智

三個腦、端粒、粒線體

由中西醫精準醫學
基因觀點出發

院長
何豐名
博士教授醫師 著

目錄

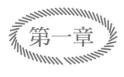 認識腸道菌、益生菌、

益菌生（益生元）　16

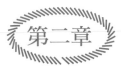 腸道菌與老化—

動脈硬化代謝性疾病　34

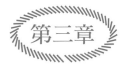

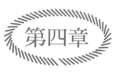

第四章　腸道菌與老化相關疾病—
　　　　肺病、腎臟病與尿酸　120

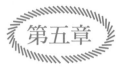
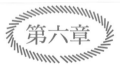

為遠離健忘與預防失智超前部署

中國醫藥大學校長 / 中央研究院院士

洪明奇 校長 / 院士

何豐名教授為本校中醫學系中西醫雙主修的模範校友,是一位優秀、傑出的心臟內科主治醫師,並獲得台大醫學院毒理學研究所博士學位,曾任署立桃園醫院及新屋醫院院長,何醫師以自身的專業,長期投入醫療照顧服務,常發表延緩衰老、預防失智相關文章,介紹醫學新知,提倡自主健康管理觀念,讓國人免於疾病進而享有健康生活,實有重大貢獻,讓人感佩。

何院長對心臟內科領域學識淵博,手術高超不在話下,在面對台灣老化指數節節攀升,失智照顧需求人數劇增的現況,懷抱醫者仁心,由中西醫精準醫學基因觀點出發,分享醫人無數的臨床診療經驗,陸續出版《不失記憶的藏庫密碼》、《脂肪肝會肝癌、失智嗎》、《睡眠障礙與老化失智》系列著作,從根源分析老化失智病因的相關聯性,提供國人預防疾病採取的必要措施,助益良多。

現代醫學越來越發達,西藥很先進,老化失智仍舊無法控制,一定有一個問題存在。近年醫學研究逐漸發現,大部分的失智與動脈硬化有關,動脈硬化還會引起併發症,以前認為病灶在腦、心血管的許多疾

病，其實這些的導因很可能在腸道內，所以才有一些慢性心血管動脈硬化、老化、失智等疾病的發生與轉變，這些似乎都與腸道菌叢生態平衡、正常生長有密切關係。

《腸道菌與動脈硬化、老化、失智 -- 三個腦、端粒、粒線體 --》乙書是何豐名院長出版的第四本著作，依據臨床經驗與科學論述，探究腸道菌和身體各個器官、重要機能密切相關，進而誘發各種疾病的產生，實則腸道菌扮演著重要角色，顯見「腸 - 腦 - 心」軸線的相關聯性，也證實它的正常生長與分佈對維護身體的健康有深遠的影響。

除此，何院長還提供腸道菌與老化進展時動脈硬化發生所屬的慢性相關疾病的知識，以及有關老化、失智等中醫保健醫療及精準基因檢測方法，如果中西醫藥能夠重視腸道菌的照護似乎會達到更好的醫療效果，藉此期望大眾身體健康，衰老能延緩，並享受年老健康的生活品質。

俗話說「預防勝於治療」；閱讀此書猶入寶山，一定不虛此行，本人樂為序。

中國醫藥大學校長
中央研究院院士

洪明奇
2023. 03. 02.

腸道菌與動脈硬化、老化、失智

豐群生技有限公司董事長 / 豐群診所院長

何豐名 博士 / 教授

高齡社會來臨的今日，老衰合併動脈硬化疾病的發生，是自然的趨勢，其實，老化常合併許多疾病，動脈硬化、心血管疾病、老衰失智問題是大宗，傳統上，人們已普遍了解動脈硬化心血管疾病，如：冠心病、心肌梗塞、腦中風等的治療。

但這些疾病在治療上似乎仍有不足之處，這也為何患者的罹患率仍高居不下，當下有許多學者發現這些疾病的發生和體內腸道菌的不平衡有關，這也成為近年來大家所關注的議題，其實腸道菌包括有好菌（益生菌）、壞菌、共生菌三大部分。在過去人們只注意到益生菌對腸道及免疫調節而已，殊不知，生活飲食會影響腸道菌的改變，也造成腸道代謝物的產生失衡，影響心血管動脈硬化的發展，比如：高脂、紅肉食物，容易產生三甲胺、氧化三甲胺、吲哚硫化物等有毒物質，來加重血管內皮細胞的破壞，進而演變成心血管動脈硬化，最終導致代謝症候群、冠心病、心肌梗塞、腎病變、腦中風及失智衰老的發生。

因此，要如何延緩衰老及預防疾病的發生呢？其實，除了傳統西醫療法的幫忙外，提早介入，良好的健康飲食及精準的中西結合療法是最

重要的，也才能維持腸道菌的平衡，達到保有健康的身體。

所以，本書逐一介紹腸道菌的分類及如何影響心臟血管動脈硬化疾病與衰老合併疾病發生的問題，最後再指出精準基因檢測方法及相關治療方向，供大家參考。

在此感謝我敬愛的老師們台大黃博昭教授（歿）、台大廖朝松教授、台大毒理研究所蕭水銀教授，我的好友，元智大學前校長詹世弘及彭宗平教授、台大林琬琬教授、台大王主科教授、台大劉興華教授、台北醫學大學梁有志教授、中原化工薄膜中心創辦者賴君毅教授，鍾威昇教授及其他幫助過我的長輩們：台大連文彬教授、曾淵如教授、李源德教授、朱樹勳教授、李鴻基教授、陳明豐教授、駱惠銘教授和其他多年來照顧與提攜我的朋友們。最後感謝我的媽媽、內人李鳳群醫師及張郁苓繪圖的幫忙，才有這一系列有關老化、失智書籍的出版。

前言

　　人有三個腦嗎？！不是真的！只是在強調重要性而已。殊不知，大家只認識自己本身的大腦（頭）而已；另外的第二個或者第三個腦又是甚麼呢？其重要性又為何呢？其實，第二個腦來自—**腸道**，我們常常聽到一句俚語，你用肚臍想事情，表示用大腦以外其他地方—**腸道**，去思考簡單的事情，其實，腸道具有廣大的神經網絡，稱為腸神經系統，也就是大腦除外，擁有第二多神經細胞的器官；一些動物實驗發現，腸內菌叢的變化和腸道免疫細胞的過度活化，都可能導致血液中的一些神經信息傳導物質改變，進而影響到腦部功能，包括下視丘、腦下垂體等，就有所謂的**「腸—腦軸線」**關係，因此，腸道也被稱為「第二大腦」；其實上，傳統中醫也強調腸胃系統的重要性—**中焦**，「中州之官」主脾胃，主升降運化，與**下焦**的腎、大小腸互為調節，這是中醫在包括整個腸胃系統運作和重要性的論述，不同於西方醫學觀點上—單指胃、腸器官的名稱而已；另外，我們也常常聽到：您心不在焉或心不在這裡、心神不寧等的表現，其實是指不專心、沒有用腦在思考事情，這似乎可稱第三個腦的來處—**心臟**，如同中醫所謂的**上焦**，認為心主神明，君主之官，其實這包括整個心臟血管循環及腦神經系統運行，這有別於西方醫學只單單是心臟器官的表述而已，當一旦出現問題，會出現神智不清，這類似於腦部神經、意識、思維等運作的失衡表現；同時，美國紐約心臟病專家薩吉特・布斯里博士

也認為：心臟與大腦有直接的關聯，大腦是會影響心臟的功能，心臟血流循環也會影響腦部功能，譬如近年來，出現「**腸—腦—心**」軸線這個名詞，這或許代表腦、腸道與心有重要的相關聯性，不是嗎？實質上，這三個腦 （**腸道、腦、心**） 在身體功能的運作上均有它的重要性；於是乎，醫學界才逐漸注意到腸道—腸道菌 (microbiota) 的重要性，也證實它的正常生長與分佈對維護身體的健康有深遠影響—於2014 年，臺灣消食學會研討會亦曾針對以「腸道菌影響人體健康和疾病為主題」進行一序列的討論。

然而，就腸道菌而言，普遍認為攝取補充腸道菌就會有益身體健康，其實不然，因腸道菌有好菌、壞菌及中性菌之分，應選擇適當的菌種補充，才會有益身體健康；傳統上，我們認知的益生菌是好菌，只談及益生菌對腸道疾病—如：便祕、拉肚子等或過敏反應，有特殊預防功效而已，其實腸道菌不全是這樣，現今發現許多疾病的發生與腸道菌失衡有關，也就是說若好菌減少，壞菌增加了，就會導致許多疾病發生；譬如，對於心血管系統疾病，腎臟，肺臟，癌症及老化失智等疾病的發生，也都扮演重要角色；因此，有所謂的腸—腦軸線理論—與老化失智有關，這也說明腸道菌是其中一個腦的意涵；也由於健康飲食—地中海飲食認知的盛行—這種飲食可影響腸道菌平衡，同時這種飲食發現可延緩老化失智，主因發現其與降低心血管動脈硬化疾病風險有關—代表另外一個腦的重要性—**心臟**，這也強化說明了「三個腦」關聯性的重要；現在，許多研究已讓人們也愈來愈知道，以前認為病灶在腦、心血管的許多疾病，其實這些的導因「嫌犯」「第一現

場」，很可能在腸道內，一些慢性心血管動脈硬化、老化、失智等疾病的發生與改變，這些似乎都與腸道菌叢生態平衡、正常生長有密切關係；因此，如何加強了解維持腸道菌的正常生長與菌叢平衡的重要性—不因為年齡改變或其他外在因素的影響（例如，抗生素的使用或其他生活環境的改變等），以及如何避免老化過程中慢性疾病的發生—將是一重要的課題。

本書，在此，將提供一些腸道菌與老化進展時動脈硬化發生所屬的慢性相關疾病，例如，三高、老化、慢性肺病、高尿酸、慢性腎病、失眠，骨質疏鬆症、肌少症及失智等發生的相關知識（如下圖示 A、B：）；同時，也提供有關老化時，中西保健醫療及精準基因檢測方法，例如，老化—端粒長度、粒線體—細胞能量檢測、肌少症基因及腸道菌的基因分析等，供讀者參考，藉此期望大眾身體健康，衰老能延緩，並享受年老健康的生活品質。

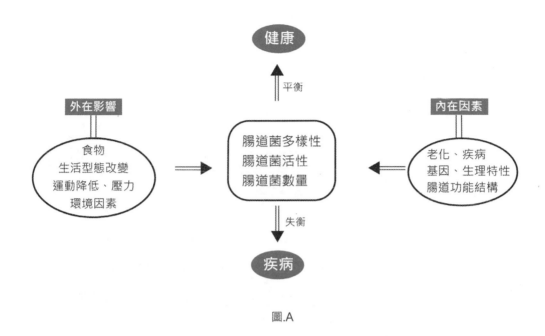

圖.A

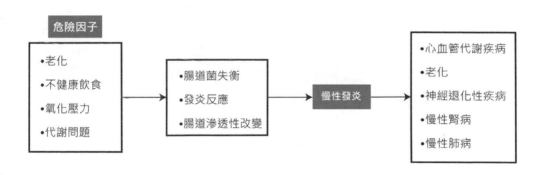

圖.B

1

認識腸道菌、益生菌、
益菌生（益生元）

　　腸道菌的歷史起源 -- 約在西元前二至三千多年前，土耳其高原上有些遊牧民族已經會製作和飲用酸奶，然而，酸奶的發現可能起源於偶然的機會：由於無意中空氣中的乳酸菌進入羊奶中，羊奶經過一段時間存放後，變質、變酸，竟然嚐起來更美味，才有酸奶的發現；從過往的歷史得知，這是人類最早飲用酸奶（優格、優酪乳）的記載，其實這是腸道益生菌 (Probiotics) 的歷史起源；於 1908 年，俄國埃黎耶‧埃黎赫‧梅契尼可夫，微生物學家與免疫學家，因為吞噬作用（一種由白血球執行的免疫方式）的研究獲得諾貝爾生理學或醫學獎；他另一著名貢獻是研究保加利亞當地為何出現許多百歲人瑞，原因呢？經過他研究調查發現當地居民經常飲用發酵乳（優格、酸奶），從酸奶（因羊奶受到乳酸菌發酵後的產物）中研究分離出「保加利亞種乳酸桿菌」，認為此乳酸菌種是維持身體健康的一項重要元素，可以讓人延長壽命；由於，此科學家畢生研究致力於倡導乳酸菌對健康的好處，後人尊稱他為**「乳酸菌之父」**，並設立**「梅契尼可夫獎」**以表彰其貢獻；日本東京大學光岡知足教授也曾榮獲此殊榮，經由他的研究得知長壽人瑞的腸道中雙歧桿菌濃度實際上比一般人高出約百倍之多，推測這是一種讓人們變得更健康長壽的腸道益生菌，因此，在往後經過約百年的研究後，建立了「腸道微生物療法」的新觀念，認為適量補充腸道益生菌可改善人體健康的理論；在臺灣也應用這種觀念，發現一株抗過敏乳酸菌 Lactobacillus Paracasei，利用這隻益生菌株來治療過敏性發炎反應、調節免疫功能、達到改善體質的目的。

近年來，愈來愈多，以體內腸道微生物群為主題的研討會陸續出現，統稱—腸道菌群研討會，尤其：以探討「腸道菌—影響人體健康和疾

病」的議題，更受到注目；研究報告更指出，寄居腸道的腸道菌種類和比例會影響身體的健康，在正常情況下，人體腸道菌群是按一定比例組合存在，各種不同的菌群間可以互相調控和依存，在數量上自然會形成一種腸道生態平衡，例如，上腸胃道以孿生球菌、韋榮氏球菌、瑟氏菌、梭桿菌、鏈球菌、 普雷沃氏菌、綠膿桿菌和放線菌存在為多，下腸胃道以普拉梭菌、瘤胃球菌和擬桿菌為多；現今已知存在的腸道菌微生物，包括有細菌、病毒、真菌等。單就數量而言，體內腸道菌數目則高達 10 的 13-14 次方左右，重量甚至可達 2 公斤之多，約占全身體重的 2-3%；根據 16s rRNA 基因序列分析，或全基因序列的分析方法，憑藉著腸道菌的豐富性、多樣性、及均勻度，在種類上可將約 99% 腸道菌分析出數百種至千種以上的菌種，又大約可分析出 100 多門，其中，以下這 6 大菌門占腸道菌的主要部分：1、Bacillota、**厚壁菌門**、舊名 Firmicutes，多數屬革蘭氏陽性菌，大約又有 200-300 多種屬 （genera），占 80%，其中 95% 的厚壁菌，如經黏液真桿菌、布勞特氏菌、羅氏菌、普拉梭菌、瘤胃球菌、顫螺菌、梭狀芽孢桿菌、 真桿菌、和丹毒絲菌，其中，還包括著名的 Listeria 李斯特氏菌、乳桿菌，實際上這些菌種均具有產出**丁酸**（butyrate）短鏈脂肪酸特性；2、Bacteroidota、**擬桿菌門**、舊名 Bacteroidetes，被歸類屬於革蘭氏陰性菌和嗜氧、厭氧菌中，約有 20 多種屬，占 20%、包括普雷沃氏菌、擬桿菌主產出**乙酸**（acetate）和**丙酸**（propionate）短鏈脂肪酸特性；3、Actinomycetota、**放線菌門**、舊名 Actinobacteria，屬革蘭氏陽性菌，占 3%，如雙歧桿菌、柯林斯氏菌等，具有產出**乙酸**的特性；4、Pseudomonadata、**變形菌門**、舊名 Proteobacteria，大部分屬革蘭氏

陰性菌、約占 1%，主要有流感嗜血桿菌及腸桿菌，包括、幽門螺桿菌、大腸桿菌、克雷伯氏菌、沙門氏菌、志賀氏菌、綠膿桿菌、霍亂弧菌、腦膜炎雙球菌等；**5、Verrucomicrobia、疣微菌門**，屬革蘭氏陰性菌，約占 0.1%，如、嗜黏蛋白阿克曼菌， 是一種腸壁黏液降解菌，具抗發炎，調節能量代謝，降低胰島素阻抗，減低肥胖，加強腸壁屏蔽效能；**6、Fusobacteria、梭桿菌門**，少量，如纖毛菌，屬小族群的革蘭氏陰性菌；在以上這些腸道菌分佈，主要以**厚壁菌門，擬桿菌門**占多數，其中又屬於厭氧或兼性厭氧菌種居多，而這些腸道菌基因總數也高達四佰萬以上，腸道菌基因總數高達人類基因數目的百倍以上—人體基因只有 22,000 個之多；重要的是，這些微生物腸道菌種類雖多，彼此相似度卻不大，約只有 10-20%，這不同於相似度高達 99.9% 的人體基因。

這些數量眾多的腸道菌微生物，主要分佈存在腸道中，其中以大腸存在最多，小腸次之，胃最少；它的功能可包括代謝調控，營養吸收與製造，抗發炎和抵禦致病菌，還有免疫、神經調節功能；又可依其任腸道的停留生長時間長短，將腸道菌分為長住型—長時間（永久居留）及過客型—短時間（外來菌）二種類型，過客菌型一般只停留數天（2-5天）即排出體外；正常情況下，腸道菌能與人體宿主共生，和平共存、互利共生，形成一個所謂的「生物集合體」。其實，人體內的腸道菌又有好菌、壞菌及中性菌之分：好菌（益菌、共生菌），約占 20-30 ％左右。壞菌（害菌、致病菌），約占 10-20 ％；至於，中性菌（伺機菌、牆頭草菌、條件致病菌），則占 60-70%，中性菌表示一種平時不好不壞的菌，會伺機變好變壞，端視體內環境改變或何種菌在身體的優勢

狀況而隨之改變，通常有人認為Firmicutes，其中，如：梭狀芽孢桿菌、瘤胃球菌、乳酸桿菌、腸球菌和變形菌是有害菌，對於糖分及脂肪代謝有負面影響，而認為 疣微菌、放線菌和擬桿菌是好菌，參與腸道健康的維護及糖分代謝的衡定，由於，有些好菌具發酵作用，有益人體；健康時，好菌也會呈現免疫耐受性；有些壞菌卻具腐敗作用，生病時，有免疫攻擊力，有害身體，使人生病，如果好菌占優勢，中性菌就會全數往好菌靠攏，若好菌與中性菌加總數量為壞菌 3 倍時，就能確保腸道健康；一般好菌：壞菌：中性菌，這三種菌的最佳比例通常是 2：1：7。

在此，先簡述舉例一些有關腸道好菌、壞菌與中性菌的特性：

a. 屬於好菌，約占 20-30%：

(1) 乳酸桿菌 (Lactobacillus)：是一種革蘭氏陽性菌，因可以將六碳糖化合物發酵成乳酸而得名，主要分佈於消化系統、女性生殖系統，包括，嗜酸乳酸桿菌 (Lactobacillus acidophilus，又簡稱 A 菌)、保加利亞乳酸桿菌、洛德乳酸桿菌 (Lactobacillus reuteri)、乾酪乳酸桿菌 (Lactobacillus casei，又簡稱 C 菌)、副乾酪乳酸桿菌 (Lactobacillus paracasei，又簡稱 LP 菌)、唾液乳酸桿菌、植物乳酸桿菌、短乳酸桿菌、芽孢乳酸桿菌 (Bacillus coagulans)、鼠李糖乳桿菌、嗜熱鏈球菌等。

(2) 梭狀芽孢桿菌簇 XIVa and IV, 有益梭菌群，為革蘭氏陽性厭氧桿菌，可聚集輔助性免疫 T 細胞，具有抗發炎效能，能代謝腸道內植物纖維而產生短鏈脂肪酸，其中，丁酸梭菌 (Clostridium butyricum，又稱酪酸梭菌、酪酸菌或宮入菌)，能耐酸性，可在胃酸（pH：1~2）

中生存，主要產生丁酸及乙酸短鏈脂肪酸，可以減少二級膽酸量，降低大腸直腸癌風險，對頑固性潰瘍結腸炎也有效果　，可抑制幽門桿菌，加強四合一療法效果。

(3) 雙歧桿菌 (Bifidobacterium)：B 菌，是一種革蘭氏陽性、厭氧細菌，著重於碳水化合物的代謝，腸內最有益的菌群，包括，長雙歧桿菌（龍根菌、Bifidobacterium longum)、比菲德氏菌（俗稱B 菌、Bifidobacterium bifidum)、雷特氏 B 菌（乳酸雙歧桿菌、Bifidobacterium lactis)，具有合成維生素 B1、葉酸、抑制幽門桿菌及腸躁症、具增強免疫力、預防肺部感染、降低膽固醇、降低血壓、防止老化等效果。

b. 屬於壞菌，約占 10-20%：

以革蘭氏陰性菌居多，包括，產氣梭狀芽孢桿菌（魏氏梭菌）、金黃色葡萄球菌、腸桿菌 (大腸桿菌及克雷伯氏菌)、綠膿桿菌、沙門氏桿菌、志賀氏桿菌、白色念珠菌、仙人掌桿菌、細梭菌、困難腸梭菌（梭狀芽孢桿菌）等。

c. 屬於中性菌（牆頭草菌，伺機菌），約占 60-70%：

包括，非致病性大腸桿菌、脆弱類桿菌、優桿菌、厭氧性鏈球菌及糞鏈球菌、酵母菌、真菌、麴菌等。

實際上，不管好菌或壞菌，維持腸道菌平衡是重要的，因而影響腸道短鏈脂肪酸的平衡產出，參與絕大多數人的健康，其中，絕大部分短鏈脂肪酸來自腸道的厭氧菌能發酵分解腸道（主要在大腸的結腸部分）中一些不易消化的多醣碳水化合物或膳食纖維，這些短鏈脂肪酸主要可加強腸道內酸化，抑制致病菌生存，如 Salmonella spp. 和 Escherichia coli ；促進有益菌生長，如 Lactobacilli 和 Bifidobacteria，其實，大約90-99%產出的短鏈脂肪酸可由腸道上皮細胞再吸收或腸道菌使用，5-10%短鏈脂肪酸經由糞便排出，其中，三類腸道短鏈脂肪酸約略占了95%以上，如下：**乙酸**（又名、**醋酸**、acetate）60-70%，占周邊循環中最多量的短鏈脂肪酸，丙酸 (propionate) 占 10-30%，**丁酸** (butyrate) 占 10-20%，大約**3:1:1**或**7:2:1**比例，可因飲食環境不同而有差異，這些短鏈脂肪酸在身體內也可發揮出不同作用，例如，提供全身 2-10% 的能量來源，也可提供營養給大腸結腸上皮層細胞及促進腸道黏蛋白產生，加強腸道上皮細胞連結，也影響腸道神經及荷爾蒙分泌；其中**乙酸**和**丙酸**主要由擬桿菌門菌種產出，乙酸腸道產出菌種，包括擬桿菌（ Bacteroides spp.）、瘤胃球菌 (Ruminococcus spp.)、Blautia hydrogenotrophica、普雷沃氏菌 (Prevotella spp.)、鏈球菌 (Streptococcus spp.)、雙歧桿菌 (Bifidobacterium spp.)、梭狀芽孢桿菌 (Clostridiums pp.)、嗜黏蛋白阿克曼菌 (Akkermansia muciniphila) 等，可抑制腸道壞菌生長，提供腸道上皮細胞主要的能量來源，但是有些菌種代謝物也會刺激交感神經興奮，促進胰島素和飢餓激素分泌，增加肝臟脂肪堆積，膽固醇新生，血管收縮及增加食慾發生；丙酸產出菌種，包括擬桿菌 (Bacteroides spp.)、甲魚沙門氏桿菌 (Salmonella spp.)、戴阿利斯特桿菌 (Dialister spp.)、羅氏菌 (Roseburia inulinivorans)、靈巧糞球菌 (Coprococcus catus)、瘤胃球菌 (Ruminococcus obeum)、Blautia obeum、韋榮氏球菌 (Veillonella spp.)、 考拉桿菌 (Phascolarctobacterium succinatutens）等發酵產出的菌種，具有抑制乙酸在肝臟合成膽固醇效能，促進膽汁形成及降低膽固醇，抑制食慾，降低血壓及血糖、抑制肥胖的效能；**丁酸**產出菌種，大部分由厚壁菌門菌種產出，基本上包括莢膜桿菌 (Clostridium) cluster IV，Roseburia-Eubacterium 菌群、直腸真桿菌 (Eubacterium rectale)、霍氏真桿菌 (Eubacterium hallii)、毛螺菌 (Lachnospiraceae)、經黏液真桿菌 (Blautia)、靈巧糞球菌 (Coprococcus catus)、Coprococcus comes、Coprococcus eutactus、厭氧菌 (Anaerostipes spp.)、普拉梭菌 (Faecalibacterium prausnitzii) 和胺基酸桿菌 (Acidaminococcaceae) 家族等腸道菌，此脂肪酸除了是腸道上皮細胞能量來源的主要供應者外，也會增加黏液蛋白產生，保護腸道上皮完整性，減低致病菌附著，是強力的 class I and IIa 組織蛋白去乙醯酶 (HDAC) 抑制劑，可以調節免疫活性、抗發炎、抑制大腸腫瘤、增加瘦素基因表現、抑制食慾、抑制肥胖、防止脂肪肝形成、具有增加女性肥胖者的胰島素敏感、結腸炎、調節細胞粒線體能量代謝、降低肌肉萎縮、降低動脈硬化、保護心臟和修補因氧化壓力所造成的神經損傷及增強記憶的特性；然而，這些發酵產出的短鏈脂肪酸主要可由盲腸、大腸、結腸、直腸等吸收，吸收後再回流入肝門靜脈，然後進入全身循環。

當然，以上這些脂肪酸的產出也會因某些因素而發生改變，例如，在長期使用廣效性抗生素情況下或飲食改變時─身體內外環境發生變化，造成腸道菌群失衡，病態性腸道菌群組合就取而代之，也就很容易就誘導一些臨床病症產生，在胃腸道方面，如下痢、腸躁鬱症；免疫方面，如過敏、第一型糖尿病、類風濕性關節炎、僵直性脊椎炎等；

有時，腸道菌落不平衡也會產生身體下部位與上部位的交互影響─（如同，中醫：下焦與上焦，臟腑相互的影響），例如：上部位發生中樞神經方面的影響─失智、阿茲海默症、巴金森氏症等病症；代謝性動脈粥狀硬化方面的影響，如肥胖、代謝症候群、第二型糖尿病等病症產生，總之，這些表現可統稱為**腸道菌群失調症**。（如下圖示：）

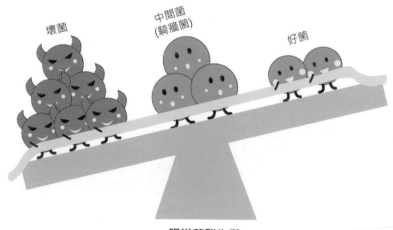

壞菌　中間菌(騎牆菌)　好菌

腸道菌群失衡

已知，腸道菌叢容易受到身體內及外環境影響而有所改變，接著造成腸道菌群失調症，那又有那些因素可能影響這些改變呢？

1、飲食因素─改變腸道菌叢

食物中因纖維與無纖維的含量不同，可使腸道菌叢明顯發生改變，富含纖維的食物因能維持腸黏膜細胞的正常代謝和細胞動力，可使細菌生長分佈維持正常，至於無纖維食物容易促使腸道細菌不正常生長分佈； 例如，多食用高脂肪食物，會造成腸道內豐富的乳酸桿菌菌種出現減少─好菌減少，而顫螺菌菌種出現增多─壞菌增多，壞菌種增多會明顯的增強腸道壁的穿透性，影響健康。

2、年齡因素—老化改變腸道菌叢

腸道菌叢的組成差異分佈模式可因個體體質而有所不同，正常一般人腸道存在的菌叢是共生組成型態，長時間在體內維持穩定，其實這些菌種在宿主內都有其扮演的生理角色，且會相互影響；當年齡增長，老化的影響，腸道菌群之間的平衡也會隨著改變，接著影響短鏈脂肪酸產出減少，最後導致許多老化慢性相關疾病發生：例如，年長或老衰時，腸道菌種一般會減少或不平衡，可能出現雙歧桿菌減少，產氣莢膜桿菌增加，可導致體內毒素增加，使身體免疫能力下降，這樣的平衡改變則會影響到身體的健康，因此，如能設法提升到年輕時腸道菌群的平衡狀態，或許也才能夠提高且改善老衰時的免疫能力，促進身體的健康。

3、改變晝夜生理節律影響身體生理時鐘基因—改變腸道菌叢

2017 年，諾貝爾醫學獎得主 Jeffrey C. Hall, Michael Rosbash 和 Michael W. Young，三位科學家發現了調控晝夜節律的分子機制；指出一天 24 小時的晝夜週期節律，是動植物中普遍存在的一種生命週期表現，可在一天不同時段裡，精準地調節著我們的生理功能，例如睡眠、體溫、內分泌激素分泌以及新陳代謝表現等，詳細說明可參閱筆者第三本著作**《睡眠障礙與老化失智》**一書。近年來，科學研究發現腸道微生物也受生理時鐘基因、如，Clock、 Bmal1、Cry2 和 Per2 等調控，這些基因也會影響下游身體生理激素及代謝功能的表現，假若有穩定的生理時鐘基因調控，就可減低腸道菌群失調，降低疾病發生風險，若是因生活晝夜顛倒、或時差改變，腸道菌群生長也會隨著改變與失調，接著會影響體內激素的分泌、睡眠活動及新陳代謝

等改變；在老鼠動物的研究報告也指出，15% 以上的腸道菌種，如乳桿菌目（Lactobacillales），梭菌目（Clostridiales）以及擬桿菌目（Bacteroidales）等；一天 24 小時晝夜變化，在數量上，腸道菌種就會呈現的週期性改變，功能上，它們在「白天」和「夜晚」的時段上表現也不太相同；白天時，可發現乳桿菌株增加，這有助益於排毒、感知環境，夜間時，梭菌及擬桿菌生長會較旺盛，負責 DNA 基因修復，細胞生長等；然而，一些跨國、跨時區的「空中飛行旅行人」，因發生時差因素，作息紊亂時，常會導致腸道菌群發生失調，有時也會導致身體不自覺的肥胖；在 2015 後，陸陸續續許多研究也證明腸道菌群生長分佈失衡不僅受晝夜節律基因變化的影響，反過來，腸道菌群失衡時也會主動干擾晝夜節律、干擾生理時鐘基因轉換，因而影響我們身體內分泌、代謝的改變，及腸道脂肪的攝取和儲存，（如下圖示：），例如，由於，腸道菌群失衡，減低腸道菌群多樣性，增加了 Firmicutes/Bacteriodetes(縮寫「F/B」) 比例值，也增加了腸道通透性，接著造成身體代謝上的異常；腸道內具有許多不同菌株，如乳酸桿菌 (Lactobacillaceae)、雙歧桿菌 (Bifidobacteriaceae)、丹毒絲菌 (Erysipelotrichaceae)、瘤胃球菌 (Ruminococcaceae family) (長壽者含量較多，其中，如 普拉梭菌 (Faecalibacterium prausnitzii) 是梭菌簇、Clostridium cluster IV 的成員，均會在大腸引起纖維發酵，接著代謝產生以丁酸為主的短鏈脂肪酸，進而供應腸道細胞營養及產生抗發炎效能，有益腸道健康；相反的，如，腸道中的 普雷沃氏菌 (Prevotella) 和脫硫弧菌 (Desulfovibrio) 菌種增加，均屬革蘭氏陰細菌，可誘發黏液蛋白降解，接著增加腸壁穿透性，

同時增加腸道內毒素的產出，導致全身發炎反應；所以，若因工作關係，發現晝夜顛倒無可避免（如夜班工作），腸道菌群終究會因生理時鐘改變產生失調，而影響健康；為改善此狀況，首先，最起碼應盡量維持固定作息時間一如採取固定何時睡覺，以穩定晝夜節律、生理時鐘，才可減低腸道菌群失調狀態，也才能降低慢性病發生的風險。

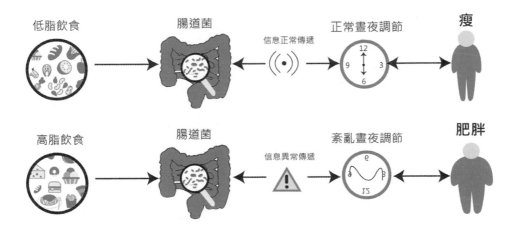

4、藥物因素—改變腸道菌叢

研究指出，腸道菌失調症容易起因於抗生素或胃酸抑制劑的過度使用，由於任何抗生素長期使用均可導致腸道菌叢的改變，影響效應取決於藥物抗菌的廣度及在腸腔內的維持存在濃度；一般而言，若抗菌範圍比較廣效性，可能對雙歧桿菌、類桿菌的傷害較大，容易引起菌群失調，而造成疾病發生；例如，當抗生素過度使用導致耐藥性的艱難梭菌大量繁殖時，似乎容易引起抗生素性相關腹瀉（偽膜性腸炎）；在動物研究上，發現使用一周的廣效抗生素約曾殺死 99% 的腸道細菌，要重新恢復腸道菌群平衡至少要停藥後一個月，所以，在使用抗生素上，不可不慎。另外，H2—受體拮抗劑，胃酸抑制劑可導致藥物性低

胃酸強度和胃內細菌的增殖，繼而，引起菌群失調，須特別注意。

5、影響胃腸道細胞免疫調節因素

腸道本身已知為人體最大的免疫器官所在地，大約 70% 以上的人體免疫細胞，如巨噬細胞、T 細胞、B 細胞、NK 細胞等，都寄居在腸道，一旦腸道機能失調，這些免疫細胞也會出現不平衡，接著影響到身體的健康，許多疾病就產生了；例如，已知正常胃腸道免疫功能大部分源自胃腸道黏膜的漿細胞，漿細胞可分泌大量的免疫球蛋白—分泌型 IgA，這些免疫球蛋白可保護胃腸道防止細菌侵入，一旦腸內某些菌種過度繁殖，就會造成菌種生長分佈不平衡，胃，腸道黏膜受破壞，合成或分泌 IgA 免疫球蛋白功能發生障礙，致使缺乏足夠的 IgA，以至於，引起許多過敏性疾病，如腹瀉。另一方面，也可透過腸道中的乳桿菌誘發分泌某些白介素、干擾素及生長因子等，平衡輔助型免疫 T 細胞中的 Th2 細胞過度活化（因為 Th2 細胞過度活化時會導致過敏反應，會透過過度受刺激 B 細胞，製造過多過敏免疫球蛋白 IgE），同時，促進 IgA 分泌，以提升黏膜防禦機制，達到緩解過敏反應；有些研究證實過敏反應似乎與腸道菌群變化有關，發現在罹患過敏孩童腸道中出現好氧菌群，特別以大腸桿菌、金黃色葡萄球菌數量占多數，而乳桿菌、雙歧桿菌數量變少；其他很多研究也證實，桿菌屬如唾液乳桿菌、格氏乳桿菌、副乾酪乳桿菌等菌種也都具有明顯減弱過敏反應的功能，由於這些抗過敏腸道益生菌可降低血清 IgE 過敏抗體，有效阻斷過敏原與 IgE 過敏抗體過度結合，從而阻斷過敏反應鏈的發生；許多人體過敏的臨床經驗報告也曾指出，使用益生菌三個月左右，體內的 IgE 過敏抗體約會下降 25%，身體過敏症狀表現可減少達 50% 左右；這些結

果似乎可歸因於，存在較多的好菌或益生菌產生較多的短鏈脂肪酸從而調節腸道免疫細胞分泌反應，進而減少過敏發生的風險。（如下圖示：）

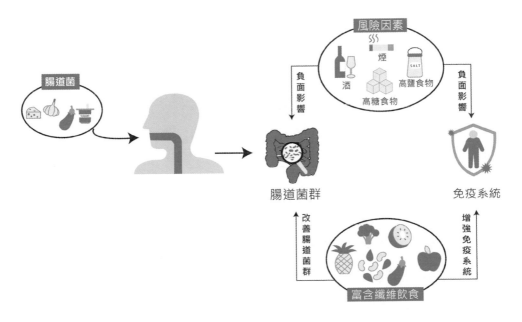

其實，以前一般人往往只認為腸道菌僅影響腸道功能和免疫調節而已，殊不知，腸道中存在著許多腸道好菌、益生菌，對人體健康有著許多不同的影響，基本上，體內腸道菌群失調後，一些病變容易出現；老化人口愈來愈多的今日，慢性疾病的發生也增多了，這與腸道菌平衡生長與否有其相關性，實在值得探討，但相信，從預防醫學觀點，避免腸道菌群失調，讓腸道好菌、益生菌維持良好，來阻止老化、慢性疾病、失智的加劇進行，或許是一種良方。

那，什麼是**益生菌**呢？

在此，也提供一些常見的益生菌功能表現，方便參考：

嗜酸乳酸桿菌、Lactobacillus acidophilus-- 俗稱 A 菌，屬革蘭氏陽細菌，是小腸內數量最多的菌種，在泌尿生殖道上也有些許留駐，具抗氧化，調節免疫，維持腸道運作效能，改善腸躁鬱症及抗生素引起的腹瀉，降低膽固醇、能有效改善念珠菌陰道感染等效能。

乾酪乳酸桿菌、Lactobacillus casei-- 俗稱 C 菌，屬革蘭氏陽細菌，相當耐酸，不受胃酸、膽鹼的影響，進入腸道穩定生長，常見於乳酪，酸奶、超級腸道乳酸菌，主要可減低膽固醇，具抗氧化效能，減低過敏物質釋出，降低旅行性或抗生素引起的腹瀉或其他感染性腹瀉，可抑制幽門桿菌，並提升免疫力，改善類風濕性關節炎。

副乾酪乳酸桿菌、Lactobacillus paracasei-- 簡稱 LP 菌，不受高溫、胃酸及膽鹽的破壞，可減低免疫細胞產生的呼吸道過敏發炎反應，改善發粉過敏、氣喘發作等症狀，也可減低習慣性腹瀉、乾裂皮膚炎、鼻充血等症狀及可減低膽固醇，在減重方面也有所幫助。

鼠李糖乳酸桿菌、Lactobacillus rhamnosus GG 株 -- 是研究最多的益生菌，其效能可增加細胞間白介素 10，可降低局部性過敏反應的細胞激素形成，降低細胞內質網的壓力所引起的細胞破壞，可減肥，降低高膽固醇，降低葡萄糖耐受性，增加胰島敏感性，也具有改善抗生素或化療引起的腹瀉，減肥及抑制泌尿道致病菌的作用，可預防異位性皮膚炎的發生，一般須要提前適度補充。

加氏乳酸桿菌、Lactobacillus gasseri-- 具有緩解壓力改善睡眠障礙，促進增加免疫能力，緩解發炎過敏症狀，可降低膽固醇，改善排便次數，減少腹部脂肪及可幫助減輕經期與子宮內膜異位症的疼痛，

有助於健康維持。

洛德乳酸桿菌、Lactobacillus reuteri-- 簡稱 R 菌，屬厚壁菌門的細菌，革蘭氏陽細菌，是一種發酵菌種，具有降低總膽固醇和低密度脂蛋白膽固醇的效果，同時可改善及抵禦胃幽門桿菌的感染，保護腸壁的完整性，避免一些腸道功能性腹瀉，腸躁鬱症及改善異位性皮膚炎的發生等功效。

植物乳酸桿菌、Lactobacillus plantarum-- 具不受胃酸及膽鹽的破壞影響，可抑制焦慮，減少流感嚴重性及縮短感染病程時間，有降低血壓，降低膽固醇，改善糖尿病及降低腎結石發生風險，可調節及平衡免疫系統，減低致癌風險。

芽孢乳酸桿菌、Bacillus coagulans-- 舊稱芽孢乳酸菌 (Lactobacillus sporogenes)，顧名思義，也是一種乳酸產出菌，屬革蘭氏陽性厭氧菌，不受胃酸及膽鹽降解影響，可耐酸與耐高熱 80。C，可在腸道中維持穩定作用，可合成維他命 B 群 B6、B12、K、葉酸、抑菌素和一些如澱粉、蛋白質和脂肪等消化酵素，調節腸道功能，抑制腸躁鬱症，緩解便祕，調降血中膽固醇，及改善類風濕性關節炎；有研究指出，芽孢乳酸菌在合併有其他病菌感染時，可能增加病原感染菌種的致病力，因此病人若有其他感染狀況，最好暫勿使用。

瑞士乳酸桿菌、Lactobacillus helveticus-- 調節免疫，縮短上呼吸道感染時間，可促進新陳代謝，調降血中膽固醇，增加血中鈣濃度，可緩解緊張及憂鬱，幫助睡眠及降低血壓，有助益大腦記憶及學習功能維持。

嗜熱鏈球菌、Streptococcus thermophiles-- 屬厚壁菌門的細菌，也

是革蘭氏陽細菌，為球型乳酸菌的一種可耐高溫、耐胃酸及膽鹽的破壞，保護肝臟，可改善乳酸耐受不良症狀，協助乳糖的消化，有抑制大腸直腸癌的效能。

比菲德氏雙歧桿菌、Bifidobacterium bifidum-- 俗稱 B 菌，又稱雙叉桿菌或雙歧桿菌，屬放線菌門的細菌，一種革蘭氏陽細菌，常駐於大腸，有助於保持腸道酸性環境，減少有害菌株繁殖；可降低壞膽固醇 (LDL)，提高好膽固醇 (HDL)，避免腸道感染，改善腸躁鬱症及便秘，抑制幽門桿菌，增強免疫力效能，降低大腸直腸癌風險。

長雙歧桿菌、Bifidobacterium longum-- 又稱龍根菌，是一種革蘭氏陽細菌，可降低膽固醇及三酸甘油脂，抑制胃幽門桿菌、大腸桿菌等，所造成的發炎性胃腸道症狀，如腹瀉等，能平衡大腸酸性值，抑制細胞增生，降低大腸腫塊或癌的發生率，也可調節抗免疫效果，降低下呼吸道感染及過敏反應，改善皮膚乾癬。

至於，**益生元（益菌生、益生質）(Prebiotics)** 又是什麼呢？腸道益生菌本身在腸道內就如過客一樣，很容易受外在因素影響，無法長期在腸道繁殖生長，若要在腸道內生長，發揮其特有效能，就需要獲取足夠的營養生長物質，然而，這些營養物質來源就是「益生元」，又可稱為**養菌物質**，是腸道菌的營養能量來源，能夠提供腸道益生菌養分，也是維持腸道益生菌活性的重要物質，這些益生元物質可由雙歧桿菌和乳酸桿菌益生菌發酵產生，反過來，這些益生元，在年長者身上，也可使雙歧桿菌菌種增加，並且降低體內發炎反應及增加排便次數；另一方面，這些益生元也可以透過外來飲食提供補充，以增加腸

道菌生長和短鏈脂肪酸產生，這些益生元大多存在於蔬果中，包括有大多數寡糖類，（如：低聚糖，果寡糖、半乳寡糖、大豆寡糖、異麥芽寡糖），木寡糖（甜度約為蔗糖的 50%）、和菊糖，是一種果聚糖，果糖分子聚合而成，如洋蔥，一般來說多存在菊科和桔梗科植物的細胞中和多糖類，這類物質包括，(a) 水溶性纖維，如：以成熟水果等居多，(b) 非水溶性纖維（膳食纖維為主），如：全穀類、蕈菇類及蔬菜水果類食物：花生、糙米、薏仁、海藻、蘑菇、蘆筍、花椰菜、地瓜、地瓜葉、蓮藕、牛蒡、蘿蔔類、木耳、較不成熟水果等 (c) 某些富含澱粉中草藥：如香蕉、人參、當歸、杜仲、枸杞、山藥、何首烏等。

合生素（合生原／元）(Synbiotics) 又是什麼？對於，含有益生菌及益菌生兩者成分的物質，我們稱之；然而，利用多種共生乳酸菌培養後，再提取的菌體物質及其分泌萃取產物，統稱為益生素 (Biogenics)，它是不被消化的食物，具有促進及調節益生菌作用的特質，簡單來講也是益生菌的一種養分。若同時具備益生菌，益菌生及益生素三種特性的物質，合稱為**益生源素 (Probiogenics)**。

2 腸道菌與老化
——動脈硬化代謝性疾病

　　現今世界老年人口越來越增加，代謝性老化慢性疾病的盛行率也逐漸增加，特別容易增加心臟及血管疾病的發生率，估計在 2030 年，年紀大於 65 歲老人，約有 40% 會死於心臟血管疾病，其主要原因，是血管變硬化，血管內皮細胞功能受損，左心室收縮或舒張功能改變／下降，由於老化在自然情況下會伴隨慢性發炎反應發生，也同時誘導多樣性老化相關疾病發生，包括有：肥胖、脂肪肝、胰島素阻抗、糖尿病、動脈粥狀硬化、心臟血管疾病、神經退化性疾病、失智、阿茲海默症、巴金森氏症及癌症等，重點是一些傳統心血管危險因子的防治，並無法完全解決這些疾病的發生。（如下圖示：）

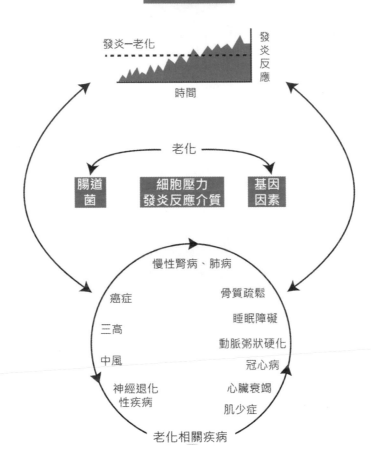

在這些疾病中，發現有一個共同的特徵，就是腸道菌群多樣性狀態改變及減少，因此，越來越多的研究漸漸發現腸道菌群卻是一重要的參與因素與疾病的發生有關─最近發現，腸道菌的失衡及腸道菌代謝物的改變，例如，埃希氏桿菌或胺基酸球菌菌種過多，容易引來發炎反應及腸道完整性保護作用受損，增加了腸道穿透性，造成動脈粥狀硬化，如頸動脈硬化，冠狀動脈硬化發生；另外，也由於伴隨體內前驅

發炎激素分泌的增加等，這些因素的總匯確實是導致許多代謝性疾病發生的重要條件；然而，過去人們只針對腸道菌群會影響和自身免疫發炎疾病進行深入的研究，例如，類風濕性關節炎、牛皮癬、發炎性腸病變和多發性硬化症等一些免疫性發炎疾病；但近年來卻發現這些腸道菌本身會將一些特殊的食物代謝轉化成有害物質來影響心血管疾病的進行，其實，動脈硬化患者本身也會反過來影響腸道微生物組成和結構的改變，菌群多樣性也出現改變，這些改變與健康族群受檢者之間確實存在著顯著差異，實則腸道菌與動脈硬化形成兩者間是互相影響的。

A. 傳統上，動脈粥狀硬化及血栓如何演變與形成

至於，要如何避免及預防動脈硬化心血管疾病的發生呢？

其實，動脈粥樣硬化本身已不是什麼新鮮名稱，在考古的證據下，早在 5000 年前就出現蹤跡，而在 1575 年已有發現動脈粥樣硬化的相關記載；目前已知，心血管疾病是健康的首要殺手之一，也是國人十大死因之一的重要疾病指標，被世界衛生組織（World Health Organization, WHO）認定是全球死亡的頭號殺手，全球每年大約都造成 1,500-2,000 萬人死亡，且有上升趨勢，其實一般年輕時動脈粥狀動脈硬化便已經悄悄在進行了，隨著年齡增長而逐漸加重，大多數 65 歲以上的老年人都患有不同程度的動脈粥樣硬化症；儘管目前在醫學上認為許多的相關危險因素，如：肥胖、抽菸、喝酒，少運動及吸菸等；及其他臨床上所熟知的重要危險因子，包括高血壓、高血脂、糖尿病、肥胖與基因等，多是導致動脈硬化加劇發生的重要發炎反應因子，其實，這些變化再通過一些研究分析得知老化、血管粥狀動脈硬化的進行本身就是一種慢性動態發炎反應，像溫水煮青蛙一般，持續潛伏在體內進行，而動脈粥樣硬化的發生只是心血管疾病發病的前奏曲，可以慢慢形成血栓，也好像一顆埋在身上的地雷，最後導致血管血栓破裂，心肌梗塞、腦中風，甚至猝死等致死性心血管疾病的發生；當然同時，也伴隨著一些老化疾病的進行。

當下，動脈粥樣狀硬化的形成普遍認為是由於血中過多的低密度膽固醇，形成氧化型低密度脂蛋白，以至於過多發炎自由基產出及氧化壓力形成，接著破壞血管壁內皮細胞，漸漸的演變導致動脈粥樣狀硬化

形成；進行過程中，白血球單核球慢慢的會大量的遷移附著到血管壁上，再分化成為滿載油脂的巨噬細胞，由於氧化型低密度脂蛋白及氧化壓力的因素的關係，接著轉變形成泡沫細胞，以泡沫細胞為中心的血管壁也會造成更多的脂肪微粒及血小板等物質的堆積，致使血管壁斑塊 (plaques) 形成；受刺激的巨噬細胞在粥狀硬化的過程中會合成脂蛋白分解酶和釋出腫瘤壞死因子 (TNF-α) —這些激素也是前粥狀硬化發生因子，會影響泡沫細胞的形成和巨噬細胞的聚集；在粥狀硬化過程中，脂蛋白分解酶會被活化 (一般正常狀態上，動脈中的脂蛋白分解酶的活性很低)，容易讓帶有 E 的脂蛋白與細胞或細胞外的基質蛋白結合，並且滯留血管壁中，更加強了低密度脂蛋白微粒的影響；脂蛋白分解酶同時也是單核顆粒的附著分子和腫瘤壞死因子調節基因的訊息激素，更容易使血管壁被粥狀化，這一步步血管發炎反應的進行—也是血管動脈粥狀硬化發生的開始，在進行過程中由於這些泡沫細胞和血小板等逐漸聚集形成增大的斑塊，最後，導致血管管腔內徑逐漸狹窄或阻塞；假若，血管動脈粥狀硬化沒有好好管控，血小板持續聚集加上斑塊不穩定形成，斑塊就容易破裂斷落，引發血栓—如引起急性心肌梗塞或急性腦中風；總之，不管如何，一般動脈粥樣硬化血栓性疾病的發生，主要涉及三個病程：一、是斑塊形成，二、是血栓形成的加劇，血小板或凝血系統功能異常也都會增加血栓形成風險，三、血栓不穩定容易導致破裂，形成急性病變。證據顯示，正常下，身體炎症發生是對傷害的正常反應，但當炎症反應過高、過度時，在某種程度上已不再只是一種正常反應，而是動脈粥樣硬化血栓形成過程中重要的關鍵因素，它會導致許多疾病的發生，譬如，導致心肌梗

塞、提高腦中風發生風險；然而，疾病的發生往往不只是局部的動脈硬化，它可能會合併其他部位的周邊動脈疾病，那什麼又是周邊動脈疾病？一般認為大血管離開心臟後，主動脈的終末分支稱之週邊小或細小動脈稱之週邊動脈；然而，周邊動脈疾病也會發生血栓引起阻塞，大部份起因於動脈硬化，小部份則是由於凝血機能異常及血管本身病變等引起；根據統計已知有周邊動脈疾病患者，罹患心肌梗塞風險會增加四倍，引起腦中風風險會增加 2-3 倍，所以不可不慎。

至於，血管動脈粥狀硬化好發的部位在哪裡呢？

好發部位主要以主動脈（尤其是腹主動脈）、腦部的動脈、心臟冠狀動脈及腎動脈等，尤其以中、大型動脈較常見；再者，其他常見部位在何方呢？例如座落在血管轉彎處或分枝部位之動脈，容易被血液渦流衝擊的部位。

當然也要知道哪些危險因素是加劇動脈硬化惡化的風險呢？

特別是，具有以下這些高危險因子的人—如抽菸、高血壓、高膽固醇或高血脂症、糖尿病、老年及具有早發性動脈硬化疾病家族史者（基因上的因素）、肥胖或男性年過 45 歲及女性停經後（男性年過 45 歲即稱進入動脈硬化疾病危險期，女性則在停經後動脈硬化疾病才慢慢增加，所以一般女性年過 55 歲才算是進入危險時段），目前已有年輕化趨勢，均須小心，這些危險因子多少與不良的生活形態及飲食習慣（腸道菌失衡及不良代謝物產出）有關，以上這些因素已被證實大多會導致內皮細胞功能異常，繼發血管動脈硬化及血栓形成。目前，這些**動脈硬化變化要如何探知**呢？

針對動脈硬化檢測方法，有侵入性與非侵入性的二種檢測方法；侵入

性：如血管攝影或核磁共振照影，較費時，有放射污染及疼痛的困擾，較不適合做早期篩檢；非侵入性：不須抽血、費時少、沒有輻射污染及疼痛困擾，以下簡單介紹常用的非侵入性動脈硬化檢測方法：

1. 利用上下肢動脈血管指數比值 ABI（Ankle Brachial Index）：藉由下肢的收縮壓／上肢的收縮壓所得的比值稱為 ABI，可做為判斷血管硬化及阻塞程度；當腳踝比上手臂的數值小於 0.9，表示由心臟打出血液到腳部造成的壓力，變得較小，代表血管可能硬化或阻塞發生，當指數比值越小時表示硬化阻塞的程度越厲害，這種測試比值也適合於血管手術後追蹤。（如下圖示：）

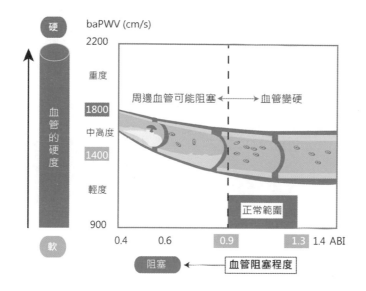

2. 脈波傳導速率 PWV（Pulse Wave Velocity）：是一種血管硬化程度的判斷方法：由 PWV 得知的動脈波速度人小強度，可顯示血管硬度及可能的血管阻塞風險，主要記錄心臟收縮時傳導速率至身體各部位的動脈血管脈波振幅（脈波傳導速率是一種傳導距離與時間差的相對比

值），再利用非侵入性感測器同步量測出數據計算出結果，一般而言，動脈血管越硬化，彈性度越差，其 PWV 值越大。另外，頸 - 股動脈脈搏波速度測定也可以靈敏的測出動脈的彈性強度；也是一種評估動脈硬化的方法，可作為預測未來腦心血管疾病，如中風，發生的風險。

傳統上，我們探知心血管發炎狀態，一般會偵測血中生化值，血糖、血脂，C- 反應蛋白、白介素濃度等因子，近年來，許多研究也漸漸探討腸道菌群組成了與動脈僵硬度的相關影響做了進一步的研究，結果發現頸 - 股動脈脈搏波速度反應的動脈硬化測量與腸道微生物多樣性及其中特定微生物的豐富度呈負相關性；具體來說，這些也可以由腸道細菌產生的代謝物來解釋，例如：其中代謝物，吲哚丙酸，氧化三甲胺等，這些發炎物質都和血中炎性因子濃度增加有關，最終均會導致腦心血管慢性疾病增加的發生風險，也因此逐漸了解到腸道菌代謝物在心血管動脈硬化疾病發生所扮演的重要性。

B. 腸道菌與心血管動脈硬化代謝性疾病

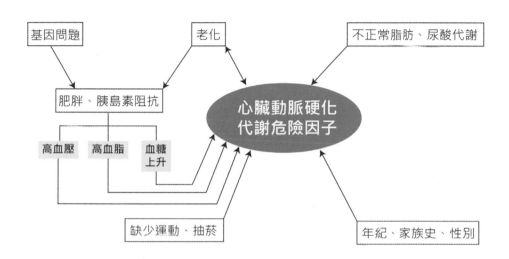

其實，在心血管動脈硬化疾病或老化疾病的發生中，常導因於體內許多代謝上的改變，所以，臨床上，常把這些代謝性問題合併心血管疾病統稱為**心臟代謝性疾病（cardiometabolic diseases ,CMD）**，主要包括有肥胖，高血壓、糖尿病、高血脂症等，但是這些傳統動脈硬化代謝性疾病的影響因子（如上圖示：），似乎不能完全解釋大多數的不良心臟血管事件的發生，如中風，失智及老化疾病的進行；也由於，在最近心血管動脈硬化的研究中，發現腸道菌參與其中，在心血管動脈硬化內壁的斑塊上發現含有葦滎球菌及鏈球菌腸道菌的 DNA（去氧核醣核酸）基因，事實上，血中主要的腸道菌代謝物，包括：短鏈脂肪酸、亞硝酸鹽、硫化氫、吲哚硫化物（吲哚，indole、硫酸吲哚酚，indoxyl sulfate(IS)、硫酸對甲酚，p-crcsyl sulfate)、膽鹼、三甲胺（trimethylamine, TMA)、氧化三甲胺（trimethylamine N-oxide,

TMAO）、黃酮醇類代謝物等，均參與心臟血管疾病的影響，例如，在正常情況下，有些腸道菌能製造短鍵脂肪酸或將膽汁由初級膽酸轉化成二級膽酸（攝取高脂飲食過多則會產生較多的膽酸，膽酸到了腸道會被腸道菌代謝轉化產生二級膽酸，過多的二級膽酸便會刺激腸壁，因此容易增加大腸直腸癌發生的風險）；但有些厭氧菌則會將，如紅肉、蛋黃（卵磷脂，lecithin，phosphatidylcholine，PC），其中成分，膽鹼（choline），左旋肉鹼（L-carnitine）的食物，經過腸道菌的裂解酶轉化生成具臭味及揮發性的三甲胺，此產物經吸收入血液運行，進入肝臟，再經由肝臟細胞內黃素單氧化酶家族，如 hepatic flavin monooxygenases（FMO1 及 FMO3），氧化轉換變成動脈硬化前驅物—氧化三甲胺，這物質正常血液中的量，約 $0.5\text{-}10\,\mu\text{mol/L}$，一般在飲食後，4-8 小時升高，24 小時後，排出，在大腸結腸中也可降解成甲胺、二甲胺及氨等，或經由再吸收進入全身血液循環，若過多的氧化三甲胺會降低膽汁酸合成關鍵酶，抑制膽汁形成，因而，降低膽固醇的逆向傳輸能力及排出，造成膽固醇堆積—特別是＜低密度脂蛋白、low density lipoprotein 簡稱 LDL- 壞膽固醇＞，接著使內皮細胞層受損，單核球轉變成巨噬細胞，也加劇了巨噬細胞的刺激（增強 M1 巨噬細胞活性，刺激發炎激素分泌，也使 M2 巨噬細胞極化降低），促使對低密度脂蛋白的吞噬加強，進一步在血管壁吸附轉化成泡沫細胞，同時，也會增強細胞發炎黏著因子表現，加強血小板活性反應及單核球移動貼附至血管壁受損的內皮細胞上，進一步引發血管發炎粥狀硬化的進行，影響血管功能惡化，加速血管壁斑塊及血栓形成，最後導致心血管疾病發生；許多研究結果也顯示腸道代謝物氧化三甲胺濃度較高的

患者，血管功能反應較差，罹患動脈粥樣硬化心臟病的風險也相對較高，其中，心臟病或中風發作的風險機率約可高出正常人兩倍之多，其他代謝物，色胺酸代謝物 - 轉化成吲哚硫化物、硫酸吲哚酚 - 若濃度高於 (≥0.65 μg/mL)，會有 3.7 倍再發生心律不整脈─心房顫動的風險，也會因體內氧化自由基增加，加劇誘發發炎反應，造成血管內皮受傷，血管平滑肌細胞增生，以至於加重動脈粥狀硬化的形成，而膽鹼、甜菜鹼和氧化三甲胺也可被代謝成同半胱氨酸 (homocysteine)，這是造成心血管及腎臟疾病重要的有害物質，(但甜菜鹼 betaine 也可以降低血中同半胱氨酸)；其他產物，如，色胺酸代謝物 - 吲哚，短鏈脂肪酸和硫化氫代謝物，由於腸道代謝物中的短鏈脂肪酸、丁酸的介入參與，可使得動脈硬化斑塊得以縮小及血管內皮發炎反應得到改善，也可降低動脈硬化、心血管疾病的風險；吲哚本身，則可以強化腸壁上皮細胞的屏壁效應，緩和消炎止痛藥物所造成腸道的損傷，也具抗發炎作用及加強升糖素胜肽 -1(GLP-1) 的分泌的特性；因此，更進一步了解到心血管動脈硬化的發生，疾病的形成與腸道菌的介入實在脫不了關係，其中可能因體內腸道菌的不平衡，導致較多的不良代謝物的生成有關。(如下圖示：)

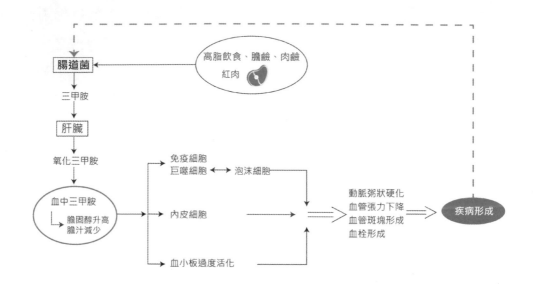

最近也揭露一些腸道菌，如胺基酸球菌、梭狀芽胞桿菌、 毛螺菌、韋榮球菌、脫硫弧菌 、光岡菌、梭桿菌、變形菌、庫特菌、不動桿菌、真桿菌、活潑瘤胃球菌、芽孢桿菌和脆弱類桿菌，這些大部分是革蘭氏陰細菌，是三甲胺的製造者，也與動脈硬化的發生及粥狀斑塊形成嚴重程度呈正相關性，這些主要和 F/B 比例增加有關；但當出現腸道菌產出短鏈脂肪酸減少時，有害菌，甲魚沙門氏桿菌和大腸桿菌就容易增加，有益菌，乳酸桿菌和雙歧桿菌反而減少，以至於容易發生動脈硬化疾病；另外，由於一些腸道的相關菌，包括克里斯滕森菌、黑臭桿菌、腸道球菌、李斯特菌、雙歧桿菌、嗜黏蛋白阿克曼菌和梭狀芽孢桿菌屬 IV、XIVa 中的 乳酸菌等家族菌種，參與加強膽汁鹽水解酶的活化（增加二級膽酸形成，降低腸肝循環及促進膽酸的新合成，提高好的膽固醇，增加膽固醇排出及降低再吸收）和丁酸的產出，影響了血管壁上泡沫細胞及動脈硬化斑塊大小的形成，也可防止血管動

脈硬化的發生，但是若過量的膽汁鹽水解酶活化，也容易因二級膽酸的增加，反而造成大腸癌或膽固醇結石的增加；Emoto 等學者也證實，冠心病患者腸道的相關菌也會出現改變，　出現代償性的乳桿菌和　普通擬桿菌　菌量明顯增加，某些丁酸產出菌，真桿菌、普拉梭菌、羅斯拜瑞氏菌、毛螺菌和瘤胃球菌明顯出現減少，這些改變主要和參與抑制免疫反應（包括內毒素的抑制）降低、短鏈脂肪酸的產出不足阻礙了細胞能量代謝及破壞了腸壁保護功能有關，以上似乎參與代謝性疾病的進展，也因此影響人們的健康；由此證明，有害的腸道菌群或腸道菌群的不平衡均可能成為我們所忽略的重要心血管危險因素；那麼，這些腸道菌失衡的變化和傳統誘導動脈粥樣硬化發生**心臟代謝性疾病**（如下圖示：），如冠心病、心肌梗塞、中風、失智等，以及那些與疾病發生有關的重要危險因子，如肥胖、三高等，又有什麼重要關聯性，實在值得討論與研究。

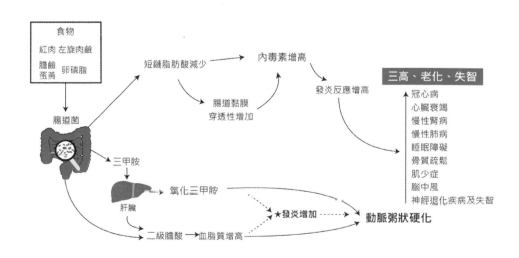

a. 腸道菌 – 肥胖 – 脂肪肝

腸道菌 - 肥胖

由於，生活形態的改變，肥胖的發生率也隨之逐年增加，已知肥胖的發生是許多因素造成的，例如，先天基因，缺乏運動，過多飲食等，也是心血管代謝疾病形成的重要因素之一，在 1996 年，世界衛生組織（WHO）已正式將肥胖提列為一種慢性疾病，並且，全世界已認為肥胖是一種值得且可預防的疾病。根據數據統計分析，相信 2022 年以後，全球至少 6 億以上人口會出現肥胖問題；然而，一般人認為肥胖出自於身體上脂肪堆積所致，外型胖瘦變化一眼就能看出，會影響美觀；而臨床上，則把身體造成脂肪堆積和體態的改變，分成兩種類型：一種是下半身肥胖型，主要以臀部與大腿部的脂肪堆積為主，此脂肪堆積形成與荷爾蒙分泌調控有關，特別容易出現在懷孕婦女，此時堆積脂肪是為準備哺乳時的能量所需，一般與健康的影響較無相關。另一種是中央肥胖型，主要脂肪堆積在腹部，一般腰臀比高出正常人許多，此種肥胖型與心血管疾病的發生較有相關；肥胖若就體內脂肪堆積分佈而言，又可分二類型；一類主因存在皮下的脂肪堆積，人體脂肪大約有2/3是儲存在皮下組織(皮下脂肪)，皮下堆積脂肪功能除儲存外，還能抵禦外界的寒冷；另一類是存在內臟的脂肪堆積，在外表體態上，不易察覺；一般內臟脂肪是人體必需的，能儲存熱量、保護內臟，圍繞於臟器外，主要集中存在於腹腔，部分包裹在肝臟、胰臟等重要器官上；如果包裹太多，可能會影響器官本身功能正常運作，影響器官功能上的激素分泌或造成營養的失衡，例如在維生素 D 的製造不足及氧化三甲胺的產出增加等，漸漸的，也進一步影響到體內荷爾蒙的調

節，導致動脈硬化的發生及慢性疾病罹患風險的增加。

然而，研究發現在肥胖對健康的評估上，其實以內臟脂肪存在多寡的評估，來得比較重要，甚至指出內臟脂肪若囤積過多，對身體健康的危害是遠大於皮下脂肪過量的囤積，就是所謂中廣型肥胖者常較多內臟脂肪囤積比起單一皮下脂肪堆積的表現更可怕，因內臟的脂肪表現評估不易，但目前被較廣泛接受的評量方法為身體質量指數（BMI），即以體重（公斤）除以身高（公尺）的平方，來評估肥胖；一般界定BMI 大於 30 即為**肥胖**，介於 25 到 30 間則為**過重**；或採用中華民國行政院衛生署（衛生福利部）於 2002 年所公布的成人肥胖界定準則，BMI ≧ 27 為**肥胖**，24 ≦ BMI < 27　為**過重**，來施行；幼兒肥胖則不適合用成人的 BMI 標準來評量。這些詳細說明請參閱筆者第二本著作**《脂肪肝會肝癌、失智嗎？》**一書；可是這些指標並無法精確區分皮下與內臟脂肪，因此，有用電腦斷層來評估內臟脂肪，其標準可參考（如下表格：），歐洲另一批專家發也展出一種來評估內臟脂肪的方法一結合身體量測及抽血數據，設計一套公式來計算內臟脂肪指數（Visceral adiposity index, VAI），此指數已被證實利用內臟脂肪的比例可評估肥胖所引起的許多併發症，例如，容易評估出罹患脂肪肝的風險及預測三高，慢性心血管疾病等發生的風險；其他，也可以評估出睡眠呼吸中止症、退化性關節炎、衰老、癌症及其他慢性疾病發生的相關性；值得一提的是，肥胖也會影響腎血流改變，加重了腎臟功能負擔，繼而增加慢性腎病變及其合併症發生的風險，最後也會導致壽命減短。

內臟脂肪等級

指數	標準	偏高	過高
	1~9	10~14	15以上
注意事項	持續觀察、維持健康範圍內。	適度運動、均衡飲食，以標準值為目標。	立即就醫、調整飲食習慣、保持適度運動。
※男性平均4~6；女性2~4為最佳健康狀態。			

在一則有趣的故事中**「為什麼連喝水也會胖」**， 這是我們常聽到不少體重失控患者的疑問與心聲，覺得自己明明已經吃的很少或只喝水而已，體重卻是瘦不下來，其實，這可能跟身體裡的「腸道菌」有關，因近數十年來，研究上認為腸道菌是造成脂肪堆積，肥胖，及胰島素阻抗的另一重要因素，這些問題主要受腸道菌食物的發酵及短鏈脂肪酸形成所調控，以下解釋**為什麼腸道菌會影響胖瘦？**

1、影響胖瘦 - 腸道菌組成的改變

起因體內腸道環境改變，影響了腸道菌叢組成及腸道神經消息傳遞，因此決定了體內脂肪分解與堆積，同時也會操控我們要選擇哪些食物，影響體內代謝，間接造就了我們的胖瘦；例如，被腸道菌發酵膳食纖維所產生的丁酸來說，除可作為腸細胞的能源、增進飽足感，也可降低體組織發炎，減輕細胞內氧化壓力、改善腸壁功能及致癌反應；仍有，其他短鏈脂肪酸也具抗發炎，抗氧化、止痛或轉化產生維生素等效果。

2、影響胖瘦 - 腸道菌組成影響短鏈脂肪酸產生的多寡

研究發現腸道菌叢種類越多樣性，身體會越健康、越不易肥胖，因為多樣性的腸道菌叢會讓體內的發炎作用、胰島素阻抗下降，使得體脂肪不易堆積，因而操控我們的食物選擇，間接影響身體代謝與疾病的發生；多樣性的腸道好菌增多時，會產生更多樣性好的短鏈脂肪酸（如乙酸、丙酸、丁酸等），進而影響到身體有關能量代謝的細胞─脂肪細胞，可抑制食慾激素分泌，產生飽足感；也加強了能量消耗，最終，體重減輕與變瘦，但是，一般在肥胖個體上，發現 F/B 菌種比例值較大，意涵丁酸較多，而丙酸、乙酸量較少，這似乎和短鏈脂肪酸抗肥胖的效應相反，其實不然，丁酸本身是細胞生長的能量來源，所以在年輕成年人，須要較多，或許是代償反應，故沒有相左的意思；反之，當腸道壞菌多時，短鏈脂肪酸產出受限，以至於減少抑制食慾激素分泌能力，反而刺激飢餓激素 Ghrelin 分泌，這也是一種生長荷爾蒙，一種來自胃部的飢餓信號，由二十八個胺基酸組成，主要由胃底的細胞分泌，少部分來自近端小腸，飢餓激素的受體坐落在腦下垂體的分泌生長激素細胞上，但當飢餓激素受體（生長激素受體）被飢餓激素活化後會刺激食慾，變成想多吃東西，就容易體重增加，造成肥胖。

3、影響胖瘦 - 腸道菌影響膽酸─膽固醇合成改變

腸道菌參與膽酸的代謝會把肝臟製造的初級鍵結膽酸轉化成二級膽酸，其實，膽酸是一種訊號傳遞物質，也會刺激小腸─遠端迴腸分泌出激素，如 GLP-1，一種腸泌素，此激素產出可影響血糖穩定，也影響腸道酸性強度，因維持適度的腸道酸化，可以抑制病菌的生長；所以，當飲食改變，腸道菌相失衡，腸道菌─好菌不夠，膽酸被再吸收回肝

臟的量變多，二級膽酸產出減少，也會使膽固醇排出減少，合成量卻增加，因此轉至肥胖的機率也增加。

4、影響胖瘦 - 腸道菌影響內毒素的產生—體內慢性發炎反應

由於，腸道壞菌會產生—內毒素，為一種脂多醣，肥胖者腸道的內毒素含量一般較正常人高，這些內毒素會引起慢性發炎反應，當腸道內毒素太多時，腸胃道黏膜的完整性會被破壞變差，腸胃道細胞通透性變大一細胞和細胞間會出現縫隙一俗稱腸漏症（如下圖示：），內毒素也可能從腸胃道細胞縫隙滲出，被吸收進入血液，循環傳送至身體其他地方，造成全身慢性發炎，這些發炎訊號也會隨著肝門靜脈循環到達肝臟，並增加肝臟的負擔，另一方面，也可能導致胰島素過多的分泌，出現飢餓感，以至於不自主的進食量增加，因此，體內血糖自我調節功能也會漸漸失衡，肥胖，胰島素抗性機會也會隨之增加，當然同時也造成脂肪在肝臟和身體其他組織的堆積增加，接著脂肪肝、肝臟發炎隨之形成；由於，體內的慢性發炎持續發生，腸道菌群失調情形就進一步擴大，接著惡性循環（**腸道菌群失調←→肥胖**）的進行，身體受到傷害就在所難免。

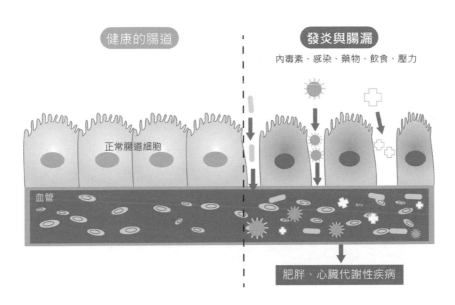

至於，哪種重要菌株可能是決定肥胖的關鍵？

研究發現腸道菌叢種類越多元、身體越健康、越不易發胖，因為多元
的腸道菌叢會讓體內的產生抗發炎作用及促使胰島素抗性下降，導致
體脂肪不易堆積；國際知名「自然」期刊也證實，不同的腸道菌會影
響我們利用食物能量的方式，有些腸道菌會讓體內容易合成脂肪、甚
至可以提高大腦對於糖和脂肪的慾望；另外，腸道菌叢也可以透過與
腸道神經的信息聯繫，決定了體內脂肪分解與堆積，操控我們何種
食物的選擇，從各方面來影響體內代謝，間接的造就我們胖、瘦身
材。然而，從現今的科學觀點出發，也可利用分子基因學的研究方法
得知有關胖、瘦身材的菌株，例如，美國華盛頓大學的高登（J. I.
Gordon）學者利用 DNA 基因定序方法來辨識腸道中動物腸道菌株的分
佈情形，從而得知有關肥胖者或肥胖老鼠體內腸道菌株的分佈：其中，
主要發現厚壁菌門（縮寫「F」）及幾類接近的腸道菌是革蘭氏陽性菌

與擬桿菌門（縮寫「B」）是革蘭氏陰性菌，是一大類厭氧的不產孢子的桿菌門腸道菌，這兩者菌株分佈生長似乎有差異性，在肥胖者或 BMI 高者這兩菌株（F/B）比例顯現高於瘦者（擬桿菌可以降低膽固醇生成，也可防止肝臟脂肪生成，因而可以減重），這與厚壁菌可產出高量的丁酸，低量的丙酸及乙酸產出有關；至於，放線菌和變形菌，這兩菌株也可促進腸道單醣體的吸收，增加肝臟三酸甘油脂的沉澱，以至於接著造成肥胖、胰島素阻抗症候群。此外，發現，困難梭狀芽孢桿菌增加也容易導致肥胖， 而在肥胖者出現顯著減少的菌株，如嗜黏蛋白阿克曼菌和普雷沃菌；一般而言，普雷沃氏菌種會產出丙酸可以降低膽固醇，減少肝臟脂肪形成，達到減重效果；嗜黏蛋白阿克曼菌、酸性擬桿菌、加氏乳酸桿菌、洛德乳酸桿菌可以抗發炎及改善肥胖的發生，其中酸性擬桿菌屬於擬桿菌門，可以增加脂肪酸氧化，能量消耗，減重，提高 GLP-1 含量及胰島素敏感性，防止代謝症候群糖尿病發生；有研究發現加氏乳酸桿菌、洛德乳酸桿菌，可以提高葡萄糖轉運子 4(GLUT4) 表現，降低胰島素量及瘦素，增加脂肪酸氧化基因表現；具抗發炎效能菌種嗜黏蛋白阿克曼菌，會促使我們對含多酚成分的植物性食物被細胞更容易利用，要知道有益腸道菌（布勞特氏菌，梭狀芽孢桿菌叢 XIV、毛螺菌、瘤胃球菌）產生的短鏈脂肪酸會增加脂肪酸氧化，減少體內內毒素產出，消耗能量，改善肌肉粒線體功能及減少脂肪合成，因而此菌種可消除肥胖，脂肪肝及減低代謝症候群發生，避免進一步糖尿病發生。臨床上，發現若肥胖者經胃繞道手術減重或使用低脂或低碳水化合物的低能量減重飲食，其 F/B 比例會出現相對下降現象；在基因調控方面研究，國衛院（發表於微生物學雜誌）也

提出研究說明：透過腸道菌 16S 核糖體 rRNA 基因與腸道細胞基因轉錄體的研究來分析肥胖動物的腸道菌種改變，發現可透過基因調控（例如 dusp6 基因剔除）來改變腸道菌叢生態，因而改變腸道菌群；至於受基因改變所導致的腸道菌失衡時，縱使餵食小鼠動物高脂食物後，體重仍舊可維持不會上升，這對高脂飲食產生的抗性可能導因於透過基因的調控連結方式，誘發細胞內 PPARγ 的傳遞信息路徑，使腸道細胞維持緊密連結，腸道屏蔽功能仍保持正常，不至於因高脂餵食小鼠的情況下而導致肥胖發生；因此，改變腸道菌群似乎是可以決定胖瘦表現，而大部分學者也認為 F/B 比值增加─可能是導致肥胖發生的一項指標，並且在腸道菌種多樣性的表現上，肥胖者也往往出現低於瘦者。

腸道菌─脂肪肝

一般認為脂肪肝的發展與肥胖的發生密不可分；其實不然，脂肪肝並不是肥胖者的專利，瘦子也有可能會有脂肪肝的問題；脂肪肝（俗稱肝包油）是一種內臟脂肪過量囤積的表現，也是一種文明病；發生時，通常沒有症狀，肝功能檢查可能正常，肝也未必腫大，很容易被人忽視，詳細說明，可以參考筆者著作**《脂肪肝會肝癌、失智嗎？》**一書；由於，肥胖的發生既然和腸道菌失衡有關，可是，當脂肪肝的出現時，那，人體腸道菌在此又扮演什麼影響角色呢？這些相關性變化，其實，均導因於腸道菌叢協助體內食物的消化、能量代謝與營養維生素的生成，其中，免疫系統也參與運作，甚至擴及影響到體內賀爾蒙分泌及疾病的發生，這些變化可能可以歸因於腸道菌群與體內細胞能量代謝

的變化吧；其實，腸道菌組成在肥胖、脂肪肝患者與健康者之間確實有些不同，特別是，肥胖患者其腸道菌種會影響免疫反應的相互調控，也影響許多有毒或無毒代謝物質的產生，其中包括，短鏈脂肪酸、內毒素、膽酸、膽鹼、氧化三甲胺及氨等腸道菌代謝產物，這些產物可以再經門靜脈循環回到肝臟，但由於氧化三甲胺會抑制膽汁形成及膽固醇排出；同時，氧化三甲胺也會降低維生素 D 獲取量，減少腸道壁黏膜層屏障能力及腸道免疫平衡的維持，因此加劇了肥胖、脂肪肝形成；除了代謝產物影響因素外，有一些腸道菌，如，γ-變形菌及普雷沃氏菌也會產生內生性乙醇，引起慢性發炎反應，加劇肝臟損傷及形成脂肪肝；其實，我們也發現脂肪肝患者，確實出現，如，腸桿菌、埃希氏菌等一些壞菌增多，以至於這些革蘭氏陰細菌外膜上的內毒素出現增多現象，接者導致動脈硬化相關疾病的加劇發生；其實這個答案可從在比利時大學研究人員的腸道菌群研究探知一些，例如，先給予餵食一種被稱為嗜黏蛋白阿克曼菌 (Akk 菌) 的腸道菌於比正常多兩至三倍的脂肪肥胖老鼠，在不調整其平時的飲食情況下，結果發現它們體重竟然可減少 50% 左右，同時體內原本具有類似糖尿病的症狀表現也降低了，這為何呢？可能原本存在的這種腸道菌因肥胖導致體內減少，而現在這些僅僅只恢復這些通常只占 **3-5%** 左右的腸道菌而已，就變瘦了；其他研究也發現嗜黏蛋白阿克曼菌腸道菌確實具降低代謝不良功效，改善肥胖、降低內毒素的產出，改善胰島素耐受不良等；研究也發現這隻細株可使腸道黏液屏障變厚，從而阻止某些不良物質由腸道進入血液，促使改變消化系統化學傳送信號，也調節身體對脂肪的重新處理，達到減肥效果；若適度的限制卡路里熱量的攝取，在

肥胖患者，似乎也發現可改變體內腸道菌的組成分佈，例如，出現了脫硫弧菌屬 (Desulfovibrio) 壞菌減少，引起炎症反應現象降低，接著脂肪肝改善；另一方面，發現埃希氏桿菌細菌濃度若減少，（由於這些是革蘭氏陰性菌，其細胞壁上含內毒素，內毒素會破壞腸道上皮屏蔽效果的完整性），這會降低慢性發炎反應，緩和脂肪肝的形成，相對的，若好菌，如 Bacteroides acidifaciens 或 Lactobacillus 菌株量出現增加時，則會有保護脂肪肝效果，由於其中的乳酸菌株 Lactobacillus acidophilus、Lactobacillus casei，Lactobacillus plantarum 和 Lactobacillus rhamnosus 等菌種，均具抗氧化效果，避免細胞粒線體功能受損，且具降低膽固醇及三酸甘油脂效能，所以，可改善脂肪沈積在肝臟，接著改善葡萄糖耐受不良狀態；其他發現，如 Bifidobacterium longum 菌株也具抗氧化效果，在改善脂肪肝的效益上約略優於 Lactobacillus acidophilus，具抗肥胖，降低糖尿病及心血管疾病風險；至於，當 Collinsella 腸道菌增加時，也可使好的短鏈脂肪酸產生增加，促進腸道上皮細胞增生，並改善了腸道上皮屏蔽效果的完整性，進而可以阻止脂肪肝的形成；由此觀之，改善腸道菌平衡是重要的—可維持正常化腸道上皮細胞的接合，防止腸道滲透性的受損，降低發炎反應，以上種種效能似乎可改善脂肪在肝臟的沉澱，進而防止脂肪肝的形成，總之這些變化似乎是透過腸道菌短鏈脂肪酸（以乙酸、丙酸、丁酸為主）產生的影響，其中值得注意的是，丙酸、丁酸被認為是有減肥效果的脂肪酸，乙酸卻是可促進肥胖的脂肪酸，再經由身體的訊號調整，刺激脂肪細胞與腸道細胞，分泌抑制食慾激素，並增加能量消耗，來達此效能。

已知，脂肪肝，肥胖也會參與老化、失智的發生，筆者著作《**脂肪肝會肝癌、失智嗎？**》一書已經說明了，那麼，值得注意的是，肥胖患者會因腸道內腸道菌群的改變影響認知能力、失智的發生嗎？答案，會；已知老化出現時，大腦額葉與語言表達，顳葉與記憶、語言理解，顳葉內側的海馬體與學習、長期記憶能力有關均發生改變，在研究上發現肥胖患者其大腦額葉、顳葉皮質變薄、海馬體、下視丘體積縮小，這些變化和　兩形真桿菌、韋榮球菌（全屬於厚壁菌門）　或者和 Parasutterella/Proteobacteria、柔膜菌、羅伊氏乳桿菌等菌種改變呈現正相關性；至於　羅斯氏菌、Akkermansia muciniphila、Bifidobacterium 和同屬於厚壁菌門的 Lactobacillus plantarum、Lactobacillus paracasei、普拉梭菌等菌種出現減少有關；由於，飲食調節或這些腸道菌群改變，似乎可以改善肥胖所引起的腦神經病變；這也說明為何肥胖會導致腸道菌群失衡，以至於學習與記憶功能損傷？由於，研究發現菌群所產生的代謝物，如一些芳香族胺基酸（色胺酸、駱胺酸等）相關的代謝物—吲哚、核黃素、葉酸、維生素 B 群等，與記憶能力維持有相關聯性，這可能透過腸道微生物菌群對芳香族胺基酸的代謝不良影響所致（導致吲哚硫化物產出會導致細胞死亡）；在過去利用人與小鼠的實驗研究中，也證實當受試者（包括肥胖且記憶能力低和非肥胖和記憶能力高）的腸道菌群移植到小鼠中，接受移植肥胖者腸道菌群的小鼠發現短期記憶功能發生下降，同時檢測出芳香族胺基酸和葉酸的代謝與腸道細菌相關的表達炎性基因發生相對的改變，似乎可說明肥胖會透過腸道菌群改變，影響胺基酸代謝物產出，進而影響記憶功能。由以上得知，在代謝疾病的預防與治療上，除了

改善日常生活方式外，似乎可藉由不同的腸道菌株，加上多元性的腸道菌叢變化，來降低血中不良的腸道菌代謝物，例如，某些芳香族胺基酸，氧化三甲胺量等，降低體內內毒素產量及脂肪堆積，增強抗發炎效能，使胰島素阻抗減弱，間接達到預防身體代謝不良、脂肪肝、肥胖與神經退化疾病的發生；更進一步，未來或許也可透過基因調控方式改變腸道菌叢生態表現，維持多元化的腸道菌叢，使身體越來越健康。

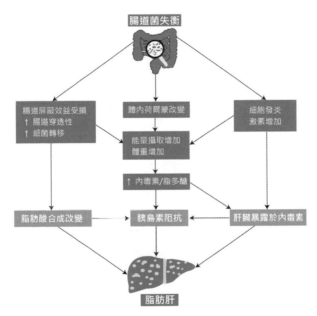

b. 腸道菌與三高、冠心病（心肌梗塞）、心臟衰竭、中風

傳統上，血管動脈硬化疾病和代謝症候群、三高的發生都會互相影響，其中如：冠心病、心臟缺血、心肌梗塞、心臟衰竭等疾病的發生，近年來，也漸漸發現這些代謝症候群、三高，慢性動脈硬化疾病與體內腸道菌的生態平衡，似乎有極大的關係，例如，發現腸道菌代謝物，

氧化三甲胺超過 (≥) 8.74 μM 時，似乎可以當成代謝症候群的判斷指標、那麼，這些腸道菌對三高或代謝症候群及其併發症的影響，又會扮演什麼角色呢？尤須了解，也不可不知。

腸道菌—三高（高血脂、高血壓、糖尿病）

有關三高、高血脂、高血壓、糖尿病的重要性，詳細介紹請參閱筆者著作**《脂肪肝會肝癌、失智嗎?》**一書，在這裡，主要簡述腸道菌對三高、動脈硬化心臟病的相互影響。

（一）高脂血症—導致罹患動脈硬化心臟病的機會比一般正常人多 3 倍左右，主要由於膽固醇過高，體內過多的膽固醇積聚在血管內壁且破壞血管內皮，造成血管日漸狹窄，影響血液流通；現今認為血管動脈硬化的發生與低密度膽固醇 (LDL) 濃度成正比例關係，而與高密度膽固醇 (HDL) —俗稱**好膽固醇**，的濃度呈反比例關係；然而，影響血中高密度膽固醇的變化有如運動、荷爾蒙及一些降血脂肪藥物等，會使血中高密度膽固醇上升，對血管有益；相反的，抽菸、肥胖、不運動則會降低血中高密度膽固醇，因而加重了動脈硬化的發生；然而，在研究上卻發現 Firmicutes 腸道菌門中的 Lactobacillus reuteri 菌種常影響著高密度膽固醇增加，Clostridum 菌種與三酸甘油脂濃度卻呈負相關性，和高密度脂蛋白則呈正相關性 ；若埃格特氏菌 (Eggerthella) 菌屬增加則和高密度膽固醇降低、糖尿病生成有關；Turicibacter、 Roseburia、Lachnospira 、 Romboutsia 和總膽固醇、三酸甘油脂、低密度膽固醇濃度呈正相關性和高密度膽固醇呈負相關性，相反的，Ruminococcus、Rikenella、Bacteroides、

Butyrivibrio、 Alistipes 和總膽固酵、三酸甘油脂、低密度膽固酵濃度呈負相關性和高密度膽固酵呈正相關性；至於，葡萄球菌 (Staphylococcus)、腸桿菌 (Enterobacteriaceae) 和大腸桿菌 (Escherichia coli) 腸道菌的增加可能與肥胖、膽固醇濃度增高有關；另外，有些研究人員也認為乳酸菌 (Lactobacillus) 和 比菲德氏菌 (Bifidobacteria) 兩菌種的增加是可以直接藉由提高膽鹽水解酶活性來降低血中膽固醇合成及促進膽固醇由大便排出；間接的，提高血中瘦素 leptin 濃度，也可對抗肥胖發生及改善記憶功能；由此觀之，腸道菌的平衡穩定似乎和膽固酵高低轉換有關。

（二）高血壓—根據統計，了解到高血壓罹患動脈硬化心臟病的機會比一般正常人高出 2 倍，為已開發國家中引起死亡的重大因素之一，可是，約有 95% 高血壓患者卻原因未明；一般高血壓早期出現時，並沒有明顯症狀，患者自覺良好，不自覺動脈硬化已經慚慚產生，再一些時日後，可能出現下列，即頭重、頭痛、呼吸急促、耳鳴、視不清、失眠、頭肩頸部酸痛等症狀；據調查，臺灣年齡超過 20 歲者約有 24.7% 罹患高血壓，隨著年齡的增加，罹患高血壓的患者比例也愈來愈高，長期而言，高血壓將引起心臟肥厚，心肌病變及缺氧，進而心功能衰竭；對血管而言，可能引起腦中風、冠狀動脈病、主動脈瘤或主動脈血管剝離、慢性腎病及洗腎等嚴重合併問題出現，促使病患死亡率提高；由於，在統計上，發現大約只有 60% 至 70% 患者肯規則服藥，也只有 4 成左右患者血壓可以控制在收縮壓< 140mmHg 或舒張壓 <90mmHg 範圍內；因大部分人並沒有出現明顯症狀，自己感覺可以，而忽略其嚴重性，這也為什麼高血壓會被稱為「隱形殺手」的重要原

因之一；其實，研究指出外在壓力可以加劇身體的發炎反應，促使血壓升高，並進一步影響身體凝血功能，讓已有高血壓動脈硬化的患者，更容易發生心臟病；另外，由於高血壓的發生，除了與發炎反應有關，也與交感神經活動增加有關（自主神經系統的一個分支）；加上，一般西方食物，大多是低鉀、高鈉食物，其中的膽鹼和左旋肉鹼（存在紅肉、起司內），這些食物經腸道菌代謝成三甲胺代謝物產出，再經過肝臟轉化、氧化代謝形成氧化三甲胺，這是一種促發炎反應物質，在老鼠動物實驗上，我們也發現氧化三甲胺似乎會延長血管收縮素的升壓效能，這些物質均會加速造成血管動脈硬化及血管斑塊形成，同時容易引起高血壓，此均與腸道菌失衡，氧化三甲胺的產出增加有關；一般知道高鉀　食物可以抑制自由基的形成，抑制血管平滑肌增生及動脈粥狀硬化斑塊的形成，也可抑制細胞內鈣的沈澱，緩解血管壁鈣化的出現，也可降低主動脈的僵化及彈性度，並防止血鈉的滯留；若體內血鈉太多時，會使血中發炎淋巴球受刺激，發炎激素白介素 17 分泌增加，因發炎激素增加則容易引起高血壓，這也是人們認為過多的鹽分攝取與心血管疾病，高血壓的發生有極大的相關性；從腸道菌觀點而言，鈉鹽它也是一種天然防腐劑，能抑制細菌生長，但當攝入過多反而會破壞腸內生態平衡，從而引發疾病；其實，我們常發現高血壓前期和高血壓患者，腸道菌的生長分佈改變，和正常無高血壓患者的腸道菌有所區別，例如，增加 Prevotella 和 Klebsiella，以革蘭氏陰性菌為主的腸道菌，可產出多量的內毒素，使腸道滲透性增加，引起身體前期的發炎反應，以至於容易引發高血壓；利用 16S ribosomal RNA 的菌種分析，更發現高血壓或高血壓前期患者腸道菌多樣性減少，

出現 F/B 菌種的比值上升；另外，譬如發現於一般正常健康人的腸道菌，例如：Bifidobacterium、Faecalibacterium、Coprococcus、Roseburia 和丁酸弧菌 (Butyrivibrio) 等菌種出現豐富存在，但在高血壓或高血壓前期患者是出現減少；有些 Klebsiella、Parabacteroides、Desulfovibrio 及 Prevotella，在高血壓或高血壓前期患者是出現增加現象；至於，Ruminococcaceae、Roseburia 和 Faecalibacterium spp. 菌種與高血壓表現呈負相關性，這些變化差異主要由於造成高血壓的菌種大部分屬於革蘭氏陰性菌，容易產生內毒素發炎反應物質及刺激交感神經所致；另外，一些相關研究也指出腸道菌失衡也影響短鏈脂肪酸產出，因而與高血壓的發生出現負相關性；研究更指出有些短鏈脂肪酸功能，可以透過調控腎素分泌及腎絲球過濾率而降低血壓，例如 Bacteroides、Salmonella、戴阿利斯特桿菌 (Dialister) 和韋榮球菌 (Veillonella) 菌種是丙酸產出菌，產出的丙酸可以透過血管平滑肌上的 Olfr78 和 Gpr41 受體 (Olfr78 受體上升血壓、Gpr41 受體降低血壓) 的參與，而產生降低血壓效果；至於，丁酸的產出，因會減弱內毒素的發炎反應而降低血壓，丙酸、丁酸也可以抑制組蛋白去乙醯酶 (HDAC) 活性，降低免疫發炎反應而降低血壓；而乙酸的作用是也可活化 Gpr43 受體而降低血壓，但是一些乙酸產出菌種 Streptococcus、Bifidobacterium、Prevotella、Clostridium 產出的乙酸則影響血管收縮，血壓升高；因此，有研究也證實，正常情況下，為了進一步避免高血壓發生，適度給予丁酸，似乎有防止因血管收縮素所引起高血壓的發生；這與最近美國一些科學家研究發現腸道菌與血壓降低有關，主因是短鏈脂肪酸產出改變，腸道菌受影響

由減少轉增加，發炎激素產生減少，以至於發生降壓效果；另外，若提前給予腸道菌 - 乳酸桿菌屬，如，Lactobacillus helveticus 菌種補充，可增加短鏈脂肪酸代謝物，丁酸的產出，縱使在高量鹽分 (鈉鹽) 攝取狀況下，似乎也可降低高血壓，這發現似乎說明高血壓與腸道菌不平衡及代謝物產出所引起的不良反應有關。(如下圖示：)

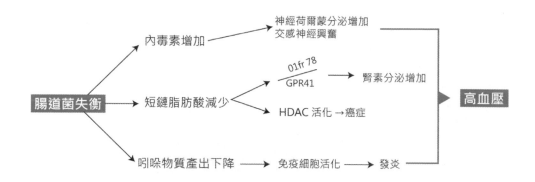

（三）**糖尿病**—身體長期發炎反應，壓力增加容易引起壓力荷爾蒙 - 皮質醇濃度增高釋出，引起高血壓，也會增加血中葡萄糖濃度，胰島素功能降低，以至於導致糖尿病患者增加‧並且使病情加劇；行政院衛生福利部也曾報告指出高血糖的患者，五年內罹患心臟病風險增加，比沒有三高患者約高出 1.5 倍之多；其實，糖尿病其罹患動脈硬化心臟病的機會高出一般人的 2 至 5 倍左右；根據香港大學研究發現，糖尿病也是導致心臟衰竭的主因之一，約占發生心臟衰竭病患 40% 左右；另外，因為糖尿病患神經病變造成神經傳導受損，較不容易感受到因冠心病引發心肌缺氧的疼痛感覺，甚至也較不會出現心肌梗塞的不適感，也比較不容易發覺自己是否罹患心臟病，所以約有 30-40% 的糖尿

病患會出現所謂**無疼痛性、安靜性**或**沉默型心肌梗塞**，因無早期的預警先兆，所以，死亡率也相對提高許多─根據統計，糖尿病死於心臟病的風險比例比一般人無糖尿病的心臟病患者高出七至八成之多；甚至，也會加劇腦中風、失智發生的風險；那麼，什麼是糖尿病引發心血管疾病的主要原因呢？一般認為與血中糖化終產物 (AGEs) 的產生有關，糖尿病會因血中的血糖增高，造成更多的血中葡萄糖糖化產物出現，因體內聚集高濃度量的糖化終產物，轉而促使血中自由基產生增加，導致血管內皮細胞受損，出現血管壁上斑塊沉澱、管壁增厚，動脈粥狀硬化慢慢形成，使得血管腔變得更狹窄，最後導致心臟肌肉無法獲得充足的血液與氧氣供應，因此心血管病變發生；臨床上糖尿病心血管病變，包括有大血管及小血管兩部分；大血管部分如冠狀動脈問題─冠心病、腦血管的狹窄─中風及周邊血管阻塞問題等，小血管部分主要包括腎臟病變、眼睛視網膜病變、神經病變等。

許多研究也發現，糖尿病和肥胖的發生機轉事實上是有些相類似之處，也是一種慢性炎症反應疾病，雖有胖瘦之別，但因腸道菌種類的不同與發炎作用時間長短不同，所引起的破壞程度才有不一樣結果；就糖尿病而言，由於腸道菌的失調和增加膽酸分泌，因而刺激腸泌素分泌，轉而刺激胰島素分泌，以至於可降血糖，久之，刺激腸壁細胞使荷爾蒙、激素分泌不平衡，進而提高影響血中糖分及其代謝物，這些物質均可影響腸道致病菌生長，引起發炎反應及發生胰島素阻抗現象，最終導致糖尿病出現；一般正常健康人 F/B 比例小於 1，隨著年紀由幼兒長至成年時，反而造成 F/B 比例，F/B 大於 1，但一般只會達到 <3.3 的變化；然而，一般糖尿病患者 F/B 比例減少，但

於糖尿病併肥胖患者 F/B 則出現比例增多，這種厚壁菌門菌種增加情形也出現在中重度脂肪肝合併肥胖患者身上，認為厚壁菌門菌種會伴隨脂肪的消化及因肥胖的發生而增加；至於，腸道菌中的大腸桿菌 (Escherichia coli)、普雷沃菌屬 (Prevotella/Bacteroidota)、變形菌門（Proteobacteria），以上菌種均屬革蘭氏陰細菌和空腹血糖呈現正相關性，意味著，在血糖愈高時，這些菌種量愈多；雙歧桿菌 (Bifidobacterium)，包括，如 B.bifidum、B.longum、B.infantis、B.animalis、B.pseudocatenulatum、B.breve 表現均可改善葡萄糖耐受性，這可能和乙酸產出增多有關，乙酸可以增加瘦素分泌，降低體重，控制血壓及血糖，但這些菌種在糖尿病前期或糖尿病出現情況下是減少的；然而，在糖尿病出現情況下，也可能出現嗜黏蛋白阿克曼菌、乳酸桿菌群 (Lactobacillus plantarum、Lactobacillus paracasei、Lactobacillus casei)、雙歧桿菌、普拉梭菌、腸道羅斯拜瑞氏菌 (Roseburia intestinalis) 和 Clostridia hathewayi 的比例量也是減少　，這些菌種是丁酸產出菌可減少血中內毒素，有效降低發炎反應，改善血糖耐受度，因此，當產出丁酸的菌量降低時，糖尿病的風險就提高了；其他如，瘤胃球菌 (Ruminococcus)、梭桿菌 (Fusobacterium) 和布勞特氏菌 (Blautia) 菌種變化糖尿病有負相關性，意指糖尿病時，菌種出現減少；其實，不同種類菌種均有其調控血糖的角色，如乳酸桿菌和嗜黏蛋白阿克曼菌具有潛在性抑制葡萄糖苷酶 (alpha-glucosidase) 特性，可以降低複合性碳水化合物（多糖）的分解，進而降低飯後高血糖；雙歧桿菌和乳酸桿菌種產出乳酸也可以產生膽鹽水解酶，此酶可以使初級結合性膽鹽轉成非結

合性膽酸，接著再轉變成二級非結合性膽鹽，減少脂質／膽固醇的再吸收，同時也可活化膽酸受體去誘導 GLP-1 產生進而降低血糖，改善糖尿病，也可明顯提高 - 高密度脂蛋白，至於， 一般常用治療糖尿病藥 metformin 也發現可引發好菌嗜黏蛋白阿克曼菌、青春雙歧桿菌及其他短鏈脂肪酸產出增加，而不良的致病性腸道菌種，如：葡萄球菌 (Staphylococcus) 和棒狀桿菌 (Corynebacterium) 等增加，均與糖尿病風險發生有關；一般來說，糖尿病患者會（高比例）增加革蘭氏陰性菌種，例如：擬桿菌和 β - 變形菌 (beta Proteobacteria)，因為這些菌種外膜富含內毒素容易導致發炎反應；若加上，糖分代謝物也可因促進腸道致病菌生長而影響發炎反應及導致胰島素阻抗現象發生，提高糖尿病發生風險，綜合許多研究結果指出，腸道菌影響短鏈脂肪酸的改變，與糖尿病的發生呈現密不可分的關聯性，若為預防及改善糖尿病風險的發生，似乎儘可能提早補充短鏈脂肪酸及提供有效益的抗發炎腸道菌種，如：Bifidobacterium、Parabacteroides 和 Akkermansia 等才是 （如下圖示：），而乳酸桿菌，嗜黏蛋白阿克曼菌菌量若出現減少，似乎可成為未來早期糖尿病診斷的指標依據。

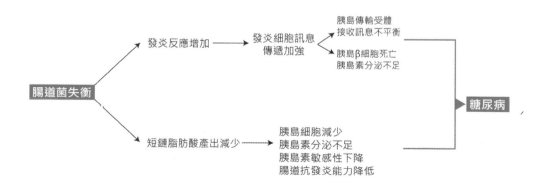

腸道菌—冠心病和心臟衰竭

冠心病—三高的發生均與心血管病變的演變有很大關係，其中最為重要的血管病變，當然是冠狀動脈的病變，冠狀動脈其實是供應心臟營養的主要血管，當一有問題就會出現所謂的冠狀動脈心臟病，又稱冠心病，包括缺血性心臟病、心臟缺血（氧）、心臟梗塞等，要解決這些病變，當然須先了解正常心臟，像什麼、有多大？它約拳頭般大，是一個強壯、內空的肌肉組織；正常位於中央偏左的胸腔內，可分為左、右心房及左、右心室四大腔室，主要負責將血液輸出、運送及營養全身各部位；健康人每天正常心跳下約略可打出 7-8000 公升左右的血液量，循環流經全身各處，以維持身體正常運作；由於心臟正常運作維持本身也需要充足的養分與氧氣供應，這主要依賴心臟外表附著的三條分枝冠狀動脈血液提供，若有健康的冠狀動脈血流運行，心臟就能保持完好功能；當其中任何一條冠狀動脈發生狹窄或阻塞時，就會導致心臟的氧氣及養分供應不足，發生心臟肌肉缺氧、缺血，甚至影響心臟傳導節律，最後引起心臟衰竭或心律不整，導致死亡。

一般而言，當冠狀動脈發生嚴重痙攣或有血管部分狹窄時，若運動耗氧時，容易發生胸痛或胸悶，心肌缺氧症狀，這些症狀均稱心絞痛；若當冠狀動脈血管壁上已形成的血球沈澱斑塊，瞬間突然破裂，容易造成心肌血液養分供應發生不足、減少或突然中斷，接著心肌細胞出現損傷或壞死，這時叫做急性冠狀動脈栓塞或急性心肌梗塞發生，嚴重時可能造成猝死，以上統稱為缺血性心臟病或簡稱冠心病。

以下說明罹患冠狀動脈狹窄患者，平日要如何預防心絞痛（心臟缺氧）的發生，以避免心肌梗塞發生：

一、避免增加耗氧的運動

例如：費力爬坡運動、跑步或上下樓梯運動或提重物時，比較容易發生心絞痛。

二、注意酒足飯飽後

酒足飯飽之後，全身血液大量灌注到腸胃道幫忙消化運作，當冠狀動脈狹窄時，沒有足夠的血液及氧氣可輸送至心臟肌肉內，以致於心臟處於缺氧狀態，所以心絞痛發生，尤其在冬天時，吃飽飯後，更容易發生。

三、避免溫差太大的工作環境

例如：環境太冷或太熱下。

四、注意睡眠障礙時、避免情緒壓力起伏變化太大

至於，急性心肌梗塞最容易發生的時段，須特別注意，如下：

1、冬天，溫差大時。

2、好像星期一時間上，發作較常見，不知道何原因，或許是上班、情緒壓力改變所致。

3、較常見發生於早上起床後 2 ～ 3 小時內，高峰期一般出現於上午 6：00 至中午期間，另一高峰期發生於傍晚期間，可能由於此時是交感與副交感神經交替改變時段。

4、大多數突然發生在休息或輕度至中度運動的活動中，但其中約 10% ～ 15% 發生在劇烈活動或情緒激動時。

根據許多臨床研究發現，以上這些有無症狀的急性、慢性冠狀動脈硬化疾病發生均和血管斑塊穩定存在與否有很大關係，這也關係到腸道菌種不平衡的出現與否，發現無症狀穩定斑塊冠狀動脈硬化疾病所富

含的菌種，包括如Bacteroidaceae、紫單胞菌(Porphyromonadaceae)、微球菌(Micrococcacaea) 和 Streptococcacaea，有症狀斑塊冠狀動脈硬化疾病，包括如螺旋桿菌(Helicobacteracaea)、奈瑟氏菌(Neisseriaceae)和硫髮菌(Thiotrichacaea)菌種，其實這些主要起因於腸道菌的不平衡，引發血管發炎反應，導致血管動脈硬化病變的發生(如下圖示：)，嚴重時，心臟衰竭接著發生。

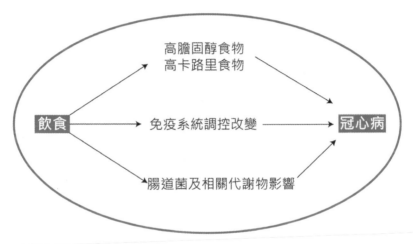

至於，**心臟衰竭**又如何發生呢？

簡單來說，心臟衰竭，是許多臨床心臟血管疾病發展後期的表現，是一種身體內部血液流動障礙表現，大部分出現在冠心病患者身上，由於心臟的收縮和／或舒張功能發生障礙，不能將血液充分排出心臟，導致肺臟充血，最後導致體內重要器官血液灌注不足而損傷，其實也是許多因素包含神經、內分泌系統和炎症反應失控的綜合症候表現；然而，在中老年人發生的心臟衰竭，一般以三高合併冠狀動脈心臟病最為常見。高血壓病人若血壓長期升高，會造成左心室負荷加劇而變的肥厚，最後、左心室擴大功能下降、心臟衰竭發生。其實，高血壓

性心臟病初期症狀並不明顯，症狀有時出現頭暈、心悸或頸部脹痛，嚴重時才會出現，呼吸困難、夜間咳嗽、水腫，「心臟衰竭」等症狀；若合併有冠狀動脈阻塞問題出現，更容易造成心臟器官血液灌注不足，也會加重心臟衰竭現象發生；由於心臟衰竭死亡率較高，這在某種程度上，也反映出當前沒有適當的治療方法可根除疾病，根據統計，心臟衰竭患者在出院後，若預後較差患者，5 年內死亡率會偏高，可能超過 50%；由於心臟衰竭，也被認為是一種慢性全身性炎症病變，但這些炎症的發生來源尚不清楚，只知道血液中一些促發炎細胞激素或因子與疾病的嚴重程度是有密切相關性，正因為如此，現今研究指出心血管疾病，包括冠心病，心臟衰竭的發生，似乎認為腸道菌群失調是其中主要的參與危險因子；由於腸道血液供應豐富，占全身血液總量的 40%，當心臟衰竭發生後，心臟血液輸出量發生減少，身體器官灌流自然減少，也因此發生缺血、缺氧現象，腸道卻是最早出現缺血、缺氧變化的重要器官，也是最遲獲得恢復功能的器官，在發生過程中腸壁容易出現水腫，因此會導致腸道結構及腸壁通透性改變，這些變化容易使腸道細菌增生和增加腸道內毒素釋出，接著激活全身發炎反應，這可能導致心臟衰竭加劇，惡性循環結果，又會進一步加重腸道缺氧和缺血，致使心臟衰竭死亡率提高。（如下圖示：）

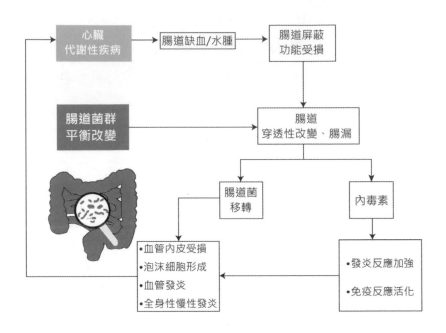

至於，大腸癌發生的比例也會提高（約 2-3 倍之多），這可能由於二級膽酸／一級膽酸比例上升所致；其實這一序列的心臟衰竭潛在炎症反應中，腸道菌群失調導致氧化三甲胺產出的增加是扮演一重要參與角色；一些研究發現氧化三甲胺量增多出現在穩定心臟病患身上，也會伴隨死亡風險提高；研究更顯示，氧化三甲胺濃度水平與心肌梗塞發生及心臟衰竭的嚴重程度有直接相關，主要會因加重腸道的穿透性，伴同血中內毒素的增加，血中 C 反應蛋白 (CRP) —發炎反應蛋白的分泌增加，接著，造成血管內皮細胞功能異常，加劇血管動脈硬化、狹窄的發生與進行；當然，在發炎反應過程中，細胞內鈣離子的釋出及血液中血小板的過度活化，也參與一重要角色，最後均會影響血管血栓、阻塞、心血管疾病的進展，加重心臟衰竭的嚴重惡化發生；在 2006 年，德國的研究人員也發現這些腸道菌變化—心臟

衰竭患者大腸乙狀結腸細菌過度增生和細菌黏附增加，同時患者的
大腸黏膜壁增厚和腸道黏膜通透性也呈現增加狀態，在此狀況下，
患者常發現合併如 Escherichia coli、Klebsiella penumoniae 和
Streptococcus viridans 腸道壞菌株的增生；2016 年，義大利研究
人員也發現心臟衰竭患者腸道內，如念珠球菌、志賀氏菌， 曲狀桿
菌和耶爾森氏菌等微生物菌種會大量增殖，與疾病嚴重程度成正比例
關係；其他，在心房顫動的病患身上也發現腸道菌種明顯改變，表現
出腸道菌種 Ruminococcus、Streptococcus 和 Enterococcus 增加，
Faecalibacterium、Alistipes、Oscillibacter 與 Bilophila 等減少；
在冠心病患者發現厚壁菌門菌種上升，志賀氏菌、鏈球菌和腸桿菌菌
屬量增多，而擬桿菌門菌種減少， 腸道羅斯拜瑞氏菌 、普拉梭菌 和
直腸真桿菌 等這些丁酸的產出菌減少；然而，在心臟衰竭的動物實驗
上也發現，假如能提供促使酸性擬桿菌 (Bacteroides acidifaciens)
腸道菌種增加，似乎能夠改善心臟衰竭，這些變化均與一些短鏈脂肪
酸產出有關，因此，認為大多數腸道菌群在正常情況下是有益於健康
的，一旦當腸道菌群失調，有害菌增多時，有毒代謝物的產生也隨之
增加，就容易導致心臟衰竭，這也再次說明，為何促使三甲胺產出增
加的相關菌種， 如，Firmicutes 和 Proteobacteria 增加時，則會增
加心臟衰竭發生的比例，這也再次強調心臟衰竭 - 腸道軸線的論述一
有關腸道菌群代謝物可能會被再吸收進入身體內循環，從而影響心臟
疾病的發生，也決定了心血管疾病的嚴重程度，其實這些致病性腸道
菌株的參與，應該都與腸道炎症、腸壁增厚和大腸壁通透性增加有關，
但不要忘記心臟衰竭後，約有 25% 至 75% 心臟衰竭患者會出現中樞神

經性認知受損，意味著，將有失智發生的風險；由此觀之，腸道菌群的平衡與否，未來將在心臟衰竭、失智的預防上扮演一重要角色。

腸道菌—腦中風

心臟血管會發生狹窄、阻塞，當然腦血管也會發生狹窄、阻塞；已知，缺血性腦血管疾病，腦中風，常與頸動脈粥樣硬化引起頸動脈狹窄有關，因為頸動脈是供給頭部血流的主要血管，如果血管血流發生改變或血栓發生，腦中風發生機率也隨之增加；但由於大多數頸動脈粥樣硬化或狹窄初期，並沒有什麼臨床表癥出現，所以常常被忽略，其實，頸動脈粥狀硬化形成的原因和一般動脈粥狀硬化形成機轉，是一樣的，它是一種屬於中動脈的粥樣硬化變化而已，部分病人臨床出現癥狀時，是一過性、短暫性腦缺血發作或單眼失明，可恢復的，但有時是不可回復性的病變；一般來說，輕度的動脈粥狀硬化是不會影響大腦的血液供應，在日常頸部活動下，不會出現不良症狀；一般又把無症狀的頸動脈狹窄患者，依狹窄程度分為 <50% 與 50-99% 二類型，雖然沒有症狀，在長期追蹤下，仍有機會發生腦中風，每年發生比率大致在 0.5% 至 1% 左右；在中重度以上的動脈硬化、狹窄，有時大腦血流供應會出現減少，表現出頭暈、頭痛和記憶力減退等非特殊性的腦部症狀，如果，加重外在原因刺激或不良頸部活動，均可能會使腦部缺血症狀加重，甚至發生「缺血性腦中風」或腦血栓；若頸動脈硬化嚴重時，同時合併動脈硬化斑塊脫落，使腦血液循環急速不順暢，往往會造成慢性腦組織缺血、缺氧，或急性腦中風發生，詳細介紹，可參閱筆者第一本著作**《不失記憶的藏庫密碼》**一書；不論是急性或慢性腦血管阻

塞，甚至有可能合併腦出血，久而久之，便容易造成腦萎縮，失智的發生，這也是老年人常出現的問題，這類疾病較常發生在罹患「三高」即高血壓、高血脂、高血糖的患者身上，好發於在年紀大的老人或未好好控制的中年人，其他影響因子如抽菸、肥胖、少運動、情緒緊張、脾氣暴躁等都可能參與，其中發現吸煙對頸動脈硬化狹窄形成影響最大；有趣的事，睡眠呼吸中止症患者常因睡眠常處於缺氧狀態，也容易引起頸動脈粥樣硬化，頸動脈內中膜增厚，若罹患重度睡眠呼吸中止症患者，頸動脈粥樣硬化發生機會可能是一般人的 10 倍以上，時間一久，因此，容易合併引起腦血管疾病、中風、失智的發生，其發生率高可達一般人 3 至 4 倍。目前判定動脈硬化發生的重要評測方法，一般利用頸動脈超音波掃描評估「頸動脈」血管層頸動脈內中膜增厚變化及檢測頸動脈血管粥樣改變，血流狀態，狹窄程度變化，可評測中風風險。

近年來，發現有症狀的中風或短暫缺氧性腦中風患者，血中氧化三甲胺濃度是增加的，也發現常合併一些機會腸道菌不平衡變化，如 Escherichia、Megasphaera、Ruminococcaceae、Christensenellaceae、Enterobacteriaceae、Oscillibacter、Parabacteroides 和 Desulfovibrio菌種量增加，但是好菌 Bacteroides、Fecalibacterium、Prevotella 和 Clostridiaceae 菌種量出現降低；在輕度中風病人身上，發現 Enterobacter、Pyramidobacter 和 Lachnospiraceae 增加，而嚴重中風病人身上，發現 Ruminococcaceae 和 Christensenellaceae 菌量出現增加；在 2012 年，有研究學者也在頸動脈動脈硬化有症狀的患者身上發現丁酸產出

菌種 Roseburia 和 Eubacterium 減少了，更指出腸道菌的代謝物，如血中氧化三甲胺濃度增加與頸動脈內中膜厚度呈現顯著正相關，已知頸動脈內中膜厚度增加與腦中風的發生率變高有關，這可能出現血中氧化三甲胺水平升高，容易導致血小板反應活性提高，腦血栓形成機會也因而增加，故腦中風風險當然也相對提高許多，據統計，5 年的致死率也發現相對顯著增加許多；另有趣的研究發現，如果把丁酸梭菌 (Clostridium butyricum) 腸道菌給予中風前期的動物服用，似乎發現可以改善神經傷害及保護中風後的神經受損，這可歸因於腸道菌所產生的短鏈脂肪酸，例如，乙酸，降低中風後血腦屏障穿透性的破壞及降低氧化自由基持續對腦部的發炎傷害，進而保護神經受損，阻止認知障礙的發生，所以，腸道菌代謝物似乎影響著是否發生中風的前後結果，實在值得重視。

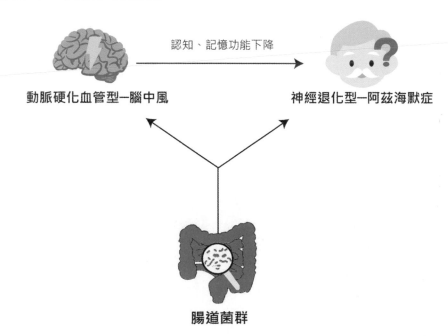

3

腸道菌（益生菌）與
老化、失智

　　臺灣也即將進入超高齡社會，年齡越長，當然也伴隨一些慢性疾病，三高、關節炎、認知障礙等的發生，也致使老化、失智人口也愈來愈多，這些逐漸成為全球大多數國家關注的健康議題；一般人老化最常出現的變化，牙齒脫落，骨質疏鬆症，食慾下降，味覺下降，體重減輕或常合併胃腸道功能減退及營養吸收不良，免疫功能下降，甚至容易出現排便困難、便秘等症狀，或因服用太多藥物，進而影響腸道菌的生長與分佈，(如下圖示：)，已知腸道菌失衡除了影響慢性心血管疾病的出現外，在老年人身上也一樣發現腸道菌相多樣性呈現減少，腸道菌失衡現象，例如，一些老年人，常因衰弱、住院、抗生素、及止痛藥的過度使用，出現菌群 Bifidobacterium、Lachnospiraceae 或一些丁酸產出菌，屬於厚壁菌門的 Clostridium cluster XIVa (Ruminococcus obeum、Roseburia intestinalis、Eubacterium ventriosum、Eubacterium rectale、Eubacterium hallii)，Clostridium cluster IV(Papillibacter cinnamovorans 和 Faecalibacterium prausnitzii) 的菌種減少，正常下這些菌群的變化在年輕人是增加的，其實，根據研究發現年紀 70 歲或大於 70 歲的老年人或是嬰兒，常出現 F/B 的比值減少 (這比值年輕壯年人是增加的)，而，Bacteroidetes、Protobacteria、Eubacterium、Clostridiaceae 和 Enterobacteriaceae 卻呈現增加，因此造成腸道菌脂肪酸產出減少，腸道酸化降低，抑菌效果降低—例如：大腸桿菌壞菌抑制的效果降低；仕百歲人瑞耆老，卻出現黏液蛋白降解菌 Akkermansia muciniphila 及 Roseburia、Escherichia、Collinsella、Bifidobacterium、Christensenellaceae 增加；一

般，在嬰兒時期 Bifidobacterium 是增加的，到中年時，開始出現明
顯減少，　在成年人，Lachnospiraceae 菌種則是增多的；其他，如
Proteobacteria (Pseudomonadota)，細菌中最大的一門，則呈現逐漸
增多變化，這種種變化也不是突發性的改變，是隨著年齡增長逐年遞
減自然演變形成，由於老年時，這些腸道菌失衡，革蘭氏陰細菌會產
出更多內毒素，破壞腸道的黏膜通透性—腸漏現象，造成身體發炎反
應增加，也連帶許多體內功能老化及慢性退化性疾病發生，例如：睡
眠障礙、失眠、肌少症、骨質疏鬆症、巴金森氏症、認知功能退化、
失智、阿茲海默症等疾病發生；在臨床上也常發現，老化若同時合併
睡眠障礙發生時，更容易發生骨質疏鬆症，而骨質疏鬆症又容易導致
骨折發生，一不小心，骨折意外就會發生，後期也更容易加劇肌少症、
甚至失能、失智的出現；因此，這讓我們了解到老年退化性疾病的出
現常和腸道菌的失衡脫不了關係，所以，以下會加以探討與說明。

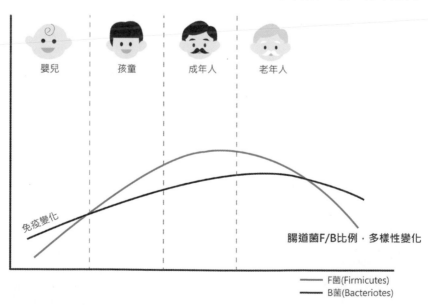

A. 腸道菌─老化、睡眠障礙、骨質疏鬆症

至於，腸道菌如何影響老化、睡眠障礙與骨質疏鬆呢？

筆者著作 **《睡眠障礙與老化、失智》** 一書中，已詳細提及睡眠障礙影響血管動脈硬化相關性疾病的重要性，但未提及腸道菌與影響睡眠障礙的關係性；已知，人沒有得到良好的睡眠，就容易影響身體的健康，許多疾病也就容易纏身，特別容易發生許多老化相關的血管動脈硬化疾病，例如，代謝症候群，三高疾病或引起一些併發症─心肌梗塞、中風及一些神經退化性疾病的發生─主要機轉可能由於睡眠障礙容易加重細胞氧化壓力、自由基產出增多及身體的神經化學荷爾蒙分泌失調，導致細胞發炎激素分泌增多，如白介素 6 的過多分泌，接著引起全身性慢性發炎反應，時間一久，使血管壁內皮細胞受損，血管功能出現異常，降低了正常血管分泌收縮、舒張物質能力，再加上，患者血球細胞常處於高度活躍狀態，以至於，如血中纖維蛋白原、血小板的激活及其他有關血栓形成標記因子等，均受到相對影響所致；另一方面，研究也發現睡眠不足，或有慢性間斷片段性睡眠障礙時，也容易出現細胞發炎反應激素分泌或內分泌代謝性物質改變，以至於肥胖荷爾蒙 - 瘦素分泌減少及飢餓素分泌增加，接著造成食慾增加，食量增加，體內能量消耗減低，最後導致代謝性功能障礙、肥胖，葡萄糖耐受不良，胰島素阻抗等的發生，總之，以上這些因素總和均會加速導致動脈粥樣硬化發炎反應及血栓形成，也加速了一些心血管疾病，高血壓，心肌梗塞，腦中風惡化的發生 (如下圖示：)。

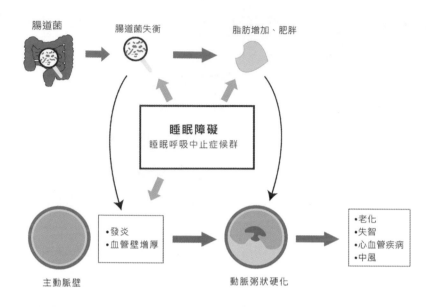

此外，睡眠障礙中的睡眠呼吸中止症患者—指病人睡覺時常被自己的鼾聲驚醒，或常常有吸不到氣的感覺，睡眠容易被打斷，失眠等現象，加上睡眠過程中也常合併血氧濃度下降，間歇性缺氧出現及睡眠被剝奪等，這些一連串反應可能導致身體血中腎素 - 血管收縮素 - 醛固酮系統—調控發生不良，這些荷爾蒙的分泌調控與高血壓發生是有密切關係，所以，在研究統計上也發現約有 65-80% 罹患頑固性高血壓患者，常被診斷出帶有阻塞型呼吸中止症，同時，也因體內合成血中醛固酮濃度變多，容易造成咽喉部水腫，因而，促使睡眠呼吸中止症患者症狀容易轉趨嚴重—特別是阻塞型，這也更加劇動脈粥樣硬化高血壓狀態的惡化，最後還可能導致心臟衰竭；美國威斯康辛大學研究也發現有輕度阻塞型睡眠呼吸中止症病患比沒有此睡眠障礙者，高出 2 倍的高血壓罹患機會，至於在中度及重度阻塞型睡眠呼吸中止症病患中，發現合併有高血壓的比例，則高出將近 3 倍之多；臨床上，我們也知

道肥胖者罹患糖尿病的機會較高，但是相較之下，罹患阻塞型睡眠呼吸中止症患者則更容易罹患糖尿病，研究指出中度及重度阻塞型睡眠呼吸中止症病患得到糖尿病的機會約一般人的 2 倍，其實，睡眠呼吸中止症患者，也不一定僅好發於肥胖者身上，患者即使本身並不肥胖，也會因睡眠呼吸中止症因素所誘發的慢性炎症反應，大大提高糖尿病罹患的風險；在臨床治療上，發現罹患阻塞型睡眠呼吸中止症且帶有糖尿病患者，在血糖控制上他們與其他單純只有糖尿病病患比較下，更不容易得到較佳的血糖控制結果；另外，也發現睡眠呼吸中止症的 AHI 值（睡眠呼吸中止指數）愈高，加上有缺氧愈嚴重者，就連心肌梗塞發生的機會也明顯提高，也將近有 30% 左右的病人會合併出現心臟衰竭，同時，研究也發現約有 50% 阻塞型睡眠呼吸中止症患者，常合併夜間性心律不整，如心房或心室顫動心律不整，以至於其發生猝死的機率也大增，由於種種心血管病變的參與，睡眠呼吸中止症患者猝死的風險當然也就相對提高許多；在中風方面，由於睡眠呼吸中止症的患者，發生頸動脈粥樣硬化相對明顯居多，腦部血液灌流也因而受影響，罹患腦中風發生風險則大約可增加至 1.5 倍左右；若具有重度阻塞型睡眠呼吸中止症病患，罹患中風的機會甚至可高出一般正常人的 3 至 4 倍，由於，這些狀況容易出現腦血流灌流不足，最終容易導致注意力下降、憂鬱、失智等發生，另外，在周邊動脈阻塞性疾病方面，也發現有睡眠呼吸中止症的患者未來罹患周邊動脈阻塞性疾病機會比沒有睡眠呼吸中止症人高出約 1 至 1.5 倍；以上這些現象都可由血管動脈粥樣硬化的演變來解釋；因此，若沒有積極注意治療睡眠呼吸中止症患者，許多心血管疾病的誘發風險將大大增加；這也為何有

些睡眠障礙患者會影響生命長短一根據統計，若睡眠時間少於 5~7 小時的人，大約會有 12% 的人比同年齡人早死，如果睡眠時間 8~9 小時，約有 30% 的機會會早死，一般睡眠時間認為以 7~8 小時為最合適。

有趣的事，空氣污染也會引起睡眠障礙－失眠嗎？

實際上，空氣污染嚴重的今日，我們只知道空氣污染除了會影響肺功能，導致心肺疾病外，其實也能引起失眠，國內外流行病學研究特別指出，當職場中暴露細粒徑懸浮微粒或空氣污染，PM2.5 達到「紅色」警戒等級，其中血液中血清素與尿液中的血清素濃度均呈現下降，容易導致睡眠品質不良；我們知道血清素是影響睡眠循環的重要調節激素，當血清素被抑制而呈現濃度下降，血清素不足使睡眠清醒次數增加，容易導致過多睡眠片段發生，以至於睡眠障礙，失眠，肥胖等出現；若空氣污染物合併有睡眠呼吸中止症患者，更容易提高慢性心肺疾病的發生及死亡率，實在值得重視。

那，腸道菌在睡眠障礙下又會扮演什麼角色？

一般而言，厚壁菌門和擬桿菌門兩種菌門的平衡在睡眠效能上占有重要角色，研究發現睡眠障礙發生時，容易出現腸道菌不平衡，菌種多樣性特色減低，Bacteroidetes 腸道菌種出現愈多則睡眠障礙愈嚴重，可是 Actinobacteria 出現增多時，包括大部分的 Verrucomicrobia 和 Lentisphaerae，則可提高睡眠品質及認知能力；而出現 Lachnospiraceae 腸道菌種家族增加時，包括 Blautia、Coprococcus 和 Oribacterium，則和睡眠效能及總睡眠時間呈負相關，而和睡眠呼吸中止症嚴重性呈正相關；在間歇性缺氧病患身

上，則出現較多的 Firmicutes、 Prevotella 及 Desulfovibrio(兩者均是黏蛋白分解菌種)、 Paraprevotella 及 Lachnospiraceae 菌種 和較少的 Bacteroidetes、Odoribacter、Turicibacter、Peptococcaceae 和 Erysipelotrichaceae 菌種；同時, 在研究動物睡眠障礙時的腸道菌，則常發現 Ruminococcaceae、Lachnospiraceae、Erysiopelotrichaceae、Enterobacteriaceaea 和 Staphylococcaceae 增多現象，而一般重要的短鏈脂肪酸產出菌則出現減少， 例如，Lactobacillacea、Bifidobacteriaceae、Turicibacteraceae、Eubacterium、Akkermansia、Prevotellaceae、Bacteroidetes 和 Victivallis spp. 等 ，以上這些變化在睡眠呼吸中止症候群患者身上也常出現。至於，其中常見的有益身體健康的腸道乳酸菌，包括 Bifidobacteria、Lactobacilli、Streptococci、Enterococci 和 Coprobacillus 等，也常參與睡眠呼吸中止症，一般對於此菌的認識可能仍不清楚，其實，乳酸菌它可以產出 L- 型 和 D- 型乳酸，它可轉變成短鏈脂肪酸、乙酸及丙酸等，但須注意 D- 型乳酸的產出與堆積，卻容易造成不良效果，如神經細胞毒性及心律不整等，正常情況下，這些乳酸在糞便內不容易檢測出，可是，卻發現有些乳酸產出菌種與血中同半胱胺酸量 (會誘導血管動脈硬化發生) 產出量呈正相關性，但其中有一種 Lactobacillus plantarum 菌種增多時，卻可以降低同半胱胺酸產出量及降低心臟血管病疾風險；研究也發現腸道乳酸產出多寡參與的高血壓發生有關，在睡眠呼吸中止症合併高血壓的情況下，卻常可以看到有關短鏈脂肪酸產出乳酸菌種的增多，同時出現丁酸產出菌種的降低，如 Ruminococcaceae 菌種家

族減低，其實這表示血壓的升高與血中乳酸增加及丁酸產出的減少是有關的，以上這種變化和食用高脂食物後引發高血壓產生的菌種變化似乎是相同的；同時，在老鼠動物實驗上，發現給予 Lactobacillus rhamnosus 似乎也發現可降低焦慮，憂鬱及失眠，也可降低睡眠障礙所導致的發炎反應，降低發炎激素分泌，同時降低氧化三甲胺量及減低高血壓的嚴重性，並改善阻塞型呼吸中止症狀及正向改善睡眠週期(動眼及非動眼週期)。

而在臨床上，罹患重度阻塞型睡眠呼吸中止症病患身上也發現口腔中的腸道菌種發生改變，如 Streptococcus、Prevotella、Granulicatella 和 Veillonella 出現，似乎這些口或鼻腔中的腸道菌種改變和 AHI 值(睡眠呼吸中止指數)呈現正相關變化；而在阻塞型睡眠呼吸中止症又有牙周病及合併高血壓的患者，發現口腔內屬革蘭氏陰菌 Aggregatibacter actinomycetemcomitans 和 Prevotella intermedia 菌增多；有些研究也發現，罹患嚴重的睡眠呼吸中止症，包含阻塞型的患者，其肺部腸道菌也出現失衡，其中以 Proteobacteria 和 Fusobacteria 菌種出現增多為主，大多以革蘭氏陰菌居多，此時，身體內免疫力自然出現下降，厚壁菌門菌種也明顯減少；有趣的事，有研究發現嚴重的睡眠呼吸中止症患者，雖然用了 3 個月的正陽壓呼吸輔助器 (CPAP) 治療，似乎也無法改變菌種正常分佈；但是，假若調整這些菌種平衡，似乎可以改善睡眠狀態，這表示腸道菌的平衡在睡眠障礙—睡眠呼吸中止症患者身上，是扮演一重要關鍵角色—此外，由於阻塞型呼吸中止症很容易增加誘發睡眠時微小吸入性肺炎的風險及胃食道逆流的出現，因此，加強口腔、呼吸道中

的腸道菌種平衡的維持，似乎可維護身體體內免疫力，避免呼吸道、肺部受損及其他病變發生；至於，其他腸道菌，如 Escherichia 和 Enterococcus 也可以透過短鏈脂肪酸（來自少脂多纖維食物中）中的丁酸和丙酸，經由酪氨酸及色氨酸羥化酶強力表現，促使多巴胺、正腎上腺及血清素的產出增加，改善睡眠障礙、調節情緒、預防神經退化性疾病的發生；其他研究也發現，若給予適當的腸道益生菌，如乳酸菌、雙歧桿菌，則有益於 γ - 氨基丁酸 (GABA) 的分泌，這種神經調節物質具有穩定血壓、抗焦慮、安神、防止憂鬱的效果；因此，尤其在老年人，腸道菌平衡的維持，實在相當重要。

睡眠障礙─骨質疏鬆症

睡眠障礙也會引起骨質疏鬆症嗎？ 這可能很少人知道的觀念，而骨質疏鬆症卻是老化人常出現的現象，值得注意！

由於，睡眠障礙中睡眠呼吸中止症患尤其容易造成體內缺氧狀態及體內內分泌荷爾蒙的改變（詳細說明請參閱筆者著作 **《睡眠障礙與老化、失智》** 一書），以致於常導致許多心血管疾病的發生，如，糖尿病、動脈硬化等，這些疾病均好發作於老化演變過程中；此時，患者也會合併出現一些影響骨細胞功能的負面表徵，最後形成骨質疏鬆症。根據美國哥倫比亞大學研究報告指出，罹患骨質疏鬆症的機會，在具有呼吸睡眠中止症候群的患者比沒有睡眠呼吸中止症候群多了將近 2 倍；臺灣健保資料庫回溯研究也發現具有睡眠呼吸中止症候群患者和沒此症候群者，兩者相比較下，約增加了 2 至 3 倍左右骨質疏鬆症 (osteoporosis、bone loss) 的發生風險；另有一研究也發現，具

有重度睡眠呼吸中止症 (AHI >30) 患者，這表示發生嚴重間歇性血中缺氧現象，在這種情況下，發生骨少症 (osteopenia、bone thinning) 或骨質疏鬆症的風險，約略會高出正常人 4 倍左右。

那，睡眠障礙（主要是睡眠呼吸中止症）造成骨質疏鬆的可能原因又為何呢？

a、睡眠呼吸中止所引起的缺氧狀態會增加破骨細胞活性及增加骨質的再吸收：由於，缺氧時會導致缺氧誘發因子生成，因而促使血管內皮生長因子分泌增加，同時，也會刺激幹細胞生成，進而演變形成破骨細胞增多，以至於容易誘發骨質疏鬆症的發生；同時，由於以上這些因子加上缺氧因子的誘發，或許可以解釋為何睡眠障礙也會增加癌症發生的風險。

b、缺氧狀態下，發炎細胞激素的分泌增加：如，腫瘤壞死因子 - α (TNF- α) 和白介素 6 的分泌增加。

c、骨質密度轉變常受睡眠深淺或睡眠週期因子改變的影響：睡眠障礙會影響體重的高低，呈 U 型變化，也會影響肥胖荷爾蒙（又名瘦素）的分泌，瘦素可以抑制食慾，還能活化交感神經，增加交感神經興奮，且瘦素會阻礙腦內血清素（又名 5HT）產出（腦內血清素可以增加食慾、抗憂鬱、可減少脂肪堆積、也可降低骨質疏鬆症），最後造成骨密減少；但是，若血清素的信息來自腸道（主要是十二指腸），出現於血液循環中，則會抑制骨生長，須注意；在臨床上，也發現阻塞性睡眠呼吸中止症的肥胖患者，瘦素濃度通常是上升的；其實，血中瘦素濃度與身體質量指數（BMI）和體內脂肪量變化呈正相關性；另外，受身體生

理時鐘的影響，體內血清素會轉成退黑激素 (melatonin)，退黑激素受體主要存在成骨細胞，退黑激素本身具有降低破骨細胞功能，當老化來臨時，細胞老化退黑激素分泌能力自然會降低，以至於破骨細胞功能變而增強許多，因而誘使骨質疏鬆症發生。

d、睡眠呼吸中止症引起其他荷爾蒙的改變：如，甲狀腺或生長激素的減少；發炎反應也會影響葡萄糖皮質固醇的分泌，這固醇類荷爾蒙會壓抑造骨細胞功能，影響骨的形成，也降低骨的強度和質量，誘使骨質疏鬆症發生。

e、其他因素：由於睡眠障礙會導致體內的發炎反應，也促進細胞激素分泌，這些細胞激素會影響骨細胞功能，發炎反應也會影響醛固醇的分泌，壓抑骨細胞功能，影響骨的形成，也降低骨的強度和素質；然而，睡眠障礙也會造成認知的受損或情緒問題，憂慮的發生；也因腸道菌的因素，造成鈣，維生素 D 的吸收減少；某些胃藥，如質子幫浦抑制劑的長期使用，也會降低了鈣、鎂的吸收，最後促進骨質疏鬆形成，大約可增加骨折跌倒 35% 的風險；某些藥物也會使交感神經興奮，減少退黑激素分泌，導致骨質疏鬆症。體內賀爾蒙的變化、藥物服用的影響。均是造成骨質疏鬆症的危險因素。

其實，不論睡眠障礙或有無合併骨質疏鬆症的發生，均與腸道菌失衡有關，研究指出腸道菌本身可調節人體的代謝，免疫及發炎反應，當腸道菌不平衡時，常合併許多疾病的發生，如肥胖，糖尿病，高血壓，心血管疾病等，這當然也與睡眠問題相互影響；已知腸道菌的生長和人的睡眠時間都有它的週期變化，研究也發現身體內某些時間（時鐘）週期基因：Bmal1、Per1 和 Per2，這些和腸道菌的生物週期變化有密

切關係，而且它們兩者間會有交互影響；腸道菌代謝物可產出許多多樣性神經傳導物質、細胞激素等，如血清素（體內 90% 合成來自腸道，會抑制骨生長與形成，這是不同於腦內形成的血清素）、多巴胺、γ-氨基丁酸 (GABA)、短鏈脂肪酸、退黑激素等代謝物質，譬如由乳酸菌和雙歧桿菌菌種可產出 γ-氨基丁酸，血清素可由 Corynebacterium、Streptococcus 和 E.coli 產出，這些物質能夠影響至腦內中樞神經活性或調控腸道神經的交感及副交感神經反應；其中，在憂鬱和失眠的患者也會觀察到有不正常的 GABA mRNA 基因表現；同時，腸道菌的代謝物也可改變睡眠時間基因表現，如 NFIL3 基因，有時也會影響生活飲食習慣，引起代謝症候群等疾病發生；反過來說，當睡眠時間基因出現變異時，也會造成腸道菌失衡，F/B 菌種比值上升，增加了腸道通透性，也改變了腸道基因表現，更因腸道食物代謝物的刺激，加速影響了睡眠品質。因此，正常腸道菌平衡的維持，除可抑制體內一些發炎激素，如一些白介素 6、8 等，發炎反應指標的降低或減弱外，也可以減低睡眠呼吸中止症所誘發疾病發生的風險，如骨質疏鬆症等，及延緩老化的進行。

由此可見，體內腸道菌平衡的維持，除可達到改善睡眠障礙，也可預防骨質疏鬆症、及其他老化合併症的發生，實在值得重視。

B. 腸道菌與老化、肌少症

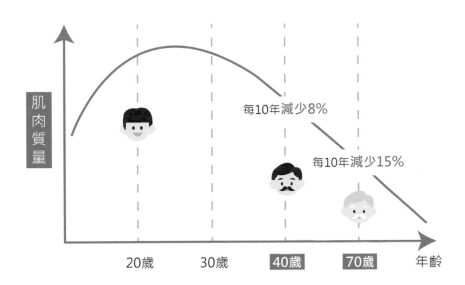

隨著全世界年齡老化人口的增加，老年肌少症 (Sarcopenia) 當然也隨之上升，發生比率約可達 10% 老年人口，臺灣社區的老年肌少症也預估達 4-10% 左右，臺灣 65 歲以上老人長者，預估在 2025 年時可能高達 20%，將進入一個超高齡社會，其老年肌少症比例也會隨之提高，所以，老化肌少症與老化所引起的慢性疾病也越來越受到重視，因此，肌少症在未來老化社會裏，將是一個重要的熱門議題，目前也被臨床醫學視為是一項老化症候群，那這老年人肌少症，又是什麼呢？簡單說是骨骼肌的流失或減少，可由三方面的改變來討論 (1) 肌肉量減少 (2) 肌肉收縮強度減弱 (3) 動作功能降低；又可分為三期，分別為肌少症前期、肌少症、嚴重肌少症；肌少症指的是只有肌肉量減少，而嚴重肌少症指的是同時出現肌肉量減少、肌力強度減弱、身體功能表

現降低；那又何時開始出現呢？一般人成長到 30-40 歲左右，身體可能開始慢慢出現肌肉流失現象，隨著年紀的增加退化速度會隨之加速；但是這變化速度會因為有無運動而異，假如不常運動的人，肌肉質量可能每年出現減少 1-2% 左右，肌耐力可能每年減少 2-4 %，有規律運動習慣的人，可減緩退化速度；一般而言，初期不會有什麼症狀表現，但已知人從 30 歲左右開始出現肌肉流失，每 10 年會大約以 5-6% 的速度慢慢流失，到了更年期後或 50-60 歲後，每年肌肉量流失速度會更加快速，因為肌肉合成率少了 1/3，導致肌肉流失速度大於合成速度，尤其，在超過 70 歲以後，人體肌肉的質量每 10 年會以 15% 的速度加速流失；臨床上，也可以得到一些佐證，當 40 歲左右，從事一般性活動，經常出現腰酸背痛，無法勝任年輕時的工作強度的情況，或者在 70-80 歲時，出現力氣減少、走路速度很慢—稱為行走速度異常緩慢—稱**蝸牛速**、腿部容易無力—稱**軟腳蝦**、無法舉起重物—稱**奶油手**，造成生活上的許多不便等狀況，此時，便是肌少症初期的延伸表現，是肌少症的徵兆；而肌少症又可分為原發性及續發性，若隨著年齡的增長，找不到特定原因，引伸出老化肌少症表現，可稱為「原發性肌少症」；至於，「續發性肌少症」，大多數由多重慢性疾病或老化，慢性發炎因素所造成，包括有因活動力下降，如少運動，長期臥床等；有因慢性疾病，如慢性心臟病、癌症、內分泌 (胰島素分泌減少)、中樞神經系統疾病；有因營養不良問題，如攝取不足或吸收不良等因素所致稱之；臨床上，我們也發現大於 60 歲以後長者就常罹患身體多項慢性疾病出現，而大約 27% 左右超過 65 歲年長者容易出現食慾減退，營養失衡現象，若加上活動能力下降，生理功能發生減退，這些

更會加速了肌肉流失，這都是導致肌少症出現的原因，也稱為「續發性肌少症」；事實上，老年人本身就出現多種潛在性問題，例如，腸道菌多樣性減少及腸道菌組成改變，腸道菌代謝物如短鏈脂肪酸成分也出現改變，神經內分泌功能也出現改變，例如，超過65歲的年長者Lachnospira菌種常出現減少，腸道的結構及細胞功能的維持受損，健康狀態也由此改變，當然，老化肌少症自然也就容易出現；根據國家衛生研究院研究報告指出，國內65歲以上的老人預估約有7%罹患肌少症，女性約占3-6%；男性約占5-8%，80歲以上老年人可能高達30%出現肌少症，在比例上，男性約10-15%，女性約6-10%左右；其實，肌少症的出現與否，也常與許多老年人不良健康狀態的危險因子息息相關，如跌倒、失能，失智、住院、生活品質等，這些會直接影響死亡率的高低，據統計得知，當肌肉質量減少30%時，死亡率可能增加到50%，當減少至40%的肌肉質量時，死亡率會提高到接近100%，因此不容小覷肌肉的流失，肌少症的出現；如今，世界衛生組織於2016年已經把肌少症定義為一種「疾病」，不再認為肌少症只是一種老化表徵而已；因此高齡時代來臨的今天，相信老化的問題和慢性疾病的出現，肌少症也因此未來將成為熱門的議題，更需要重視了。

那麼，何種因素造成老化肌少症呢？（如下圖示：）

1. 慢性發炎伴隨老化現象逐漸增加：身體老化發生本身就是一種慢性發炎反應，由於細胞內生性抗氧化物質像是維生素A、維生素C、維生素E、輔酶Q10及維生素D產生與攝取能力逐漸減少，以至於導致不好的發炎反應物質（激素）量上升，如，腫瘤壞死因子、白介素1、6

及 C- 反應蛋白的產生，這些發炎激素的增加會加速體內蛋白質分解，導致肌肉流失增加，肌少症發生。

2. 攝取營養發生問題：隨著年紀增加，腸道菌的組成常因老化，營養攝取也不足，健康狀態因而改變，身體腸道菌的分佈也隨之改變，多樣性也減少一研究指出超過 65 歲的長者腸道菌減少了，合成短鏈脂肪酸能力當然不足，腸道生成消化酵素及吸收維生素的能力也會不足；加上，年紀增加導致飲食、光曬、運動等的減少，維生素 D 自然合成不足，均會造成腸道菌平衡改變，使 Ruminococcaceae、Coprococcus、Akkermansia、Faecalibacterium 及 Bacteroidetes 的 減少，體內發炎反應現象增加，再加上，牙齒老化、咀嚼問題，或長期因服用藥物多種所影響，容易導致營養攝取不足；臨床上發現維生素 D 除了會參與骨鬆外、也會影響肌肉的合成，血中氧化三甲胺也會增加，因此，當體內的維生素 D 不足時，特別容易發生肌少症及動脈硬化疾病的發生，這些相關營養變化均與導致肌少症的發生有關。

3. 體內代謝或荷爾蒙失衡：老化時，許多相關的荷爾蒙濃度發生改變，一般在更年期後，荷爾蒙的改變會更加明顯：如胰島素生長因子分泌下降，胰島素的分泌量或受體減低或容易導致島素抗性增加、生長激素、睪固酮、雄性激素、雌性激素、及維生素 B12(鈷胺)、葉酸(維生素 B9) 減少等；尤其當發生睪固酮產出不足或急速衰退時，肌少症 (肌肉量及運動活力) 的風險可能更會提早到來；在老化時，也常會因一些腸道菌代謝物的產出增加而影響肌少症的發生與否，這些

代謝物如，硫酸吲哚酚 (indoxyl sulfate、IS) 及硫甲酚、p-cresyl sulfate、同半胱胺酸，均是造成尿毒肌少症的指標因子，因為這些代謝物會造成發炎反應，氧化壓力，肌肉內脂肪含量增加、老化的胰島素阻抗增加，進而加速肌肉萎縮，導致肌少症形成。

4. 細胞內粒線體功能異常：粒線體是身體細胞內重要的能量工廠，當老化、脂肪肝或外來疾病刺激等因素，造成細胞內粒線體功能受損，或發生粒線體數量不足，這均容易使神經肌肉細胞出現老化、減少或死亡，肌肉收縮能力也會隨之下降；再加上，老化或因為身體本身低度發炎反應及營養不足或飲食失調，也容易造成神經肌肉末端鏈結傳遞不良，周邊神經減少及運動神經元受損，以致於肌纖維數目逐漸減少，最後慢慢形成肌少症。

5.「用進廢退」法則及基因影響：當我們平常規律活動，就會自動維持肌肉生長，若運動量減少或持久不活動、長期臥床，就容易造成身體肌肉流失與萎縮，肌少症發生；因此平時未注意、沒有維持固定運動習慣，隨著年紀月增長，肌肉自然流失的速度也就越快，研究上，也指出若長期臥床不活動 10 天以上，身體蛋白的合成率就會減少 10% 以上，自然而然也就容易促進肌少症形成，同時也注意到運動的好處，除了可以促進肌肉星狀幹細胞的分化和增生，增加粒線體的能量代謝效能，改善肌肉微小血管的氧氣傳送，及神經的信息傳遞，進一步改善體內營養的合成及胰島素的敏感性，而防止了老年肌少症的發生；在基因表現上，我們也注意到低量的肌蛋白重鏈基因，胰島素樣生長

因子基因 -1，成肌細胞測定蛋白 1(MyoD) 或成肌蛋白表現時，均表示肌肉負成長；當然，運動量的增加或減少，會影響身體腸道菌的改變，已知，老化肌肉流失時，適度補充乳酸菌和雙歧桿菌菌種似乎可以改善，若有適度運動、走路，似乎也可以使擬桿菌門菌種增加，改善體內菌種的平衡，進一步可以減少肌少症的發生，這「用進廢退」說，似乎說明腸道菌也是參與改善肌少症的一項良好說明。

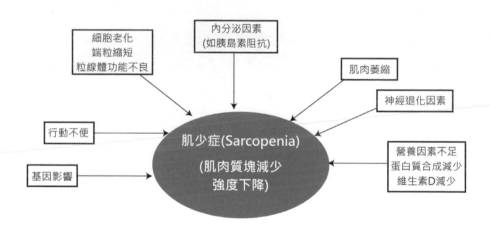

肌少症影響因素

至於，如何診斷肌少症？

目前醫界對於判斷肌少症仍無統一的定論，只是有些專家認為在家中自己或家人幫忙下，也可以自我篩檢肌少症，提供以下幾個比較簡單的方法，以供參考判斷：

1. 2019 年亞洲肌少症小組（Asian Working Group for Sarcopenia，AWGS）最新共識版本指出，測量小腿最粗凸顯圍，方法是取小腿最凸顯與地面呈 90 度的地方，這是小腿肚最粗的地方，再用皮尺測量之，符合標準男性小於 34 公分，女性小於 33 公分，則有肌少症風險。

肌少症自我簡易檢測

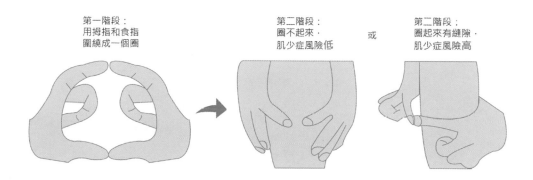

第一階段：
用拇指和食指
圍繞成一個圈

第二階段：
圈不起來，
肌少症風險低

或

第二階段：
圈起來有縫隙，
肌少症風險高

2. 測量椅子坐下起立 5 次所需的時間，如果大於或等於 12 秒，可能是身體機能低下的一種表現，應該懷疑肌少症的可能性。

3. 判斷患者行走速度每秒小於 0.8-1 公尺為切點，再以平常速度行走 6 公尺，取平均值來測量。

4. 使用 SARC−F 問卷（如表）如肌力測試／拿 10 磅重物、輔助行走、從椅子上站起來和爬 10 階樓梯等是否困難，以及跌倒發生次數／一年內等 5 項來評估，若總分大於或等於 4 分，則有肌少症風險，則建議進一步評估握力、動作表現及精準檢測肌肉量來確診肌少症。

評估項目	問題	分數
	提起10磅的重物，會感到困難嗎？	0＝沒有困難 1＝有點困難 2＝很困難/無法完成
	在室內走動時，會感到困難嗎？	0＝沒有困難 1＝有點困難 2＝需要輔助/無法完成
	從椅子/床上站起來時，會感到困難嗎？	0＝沒有困難 1＝有點困難 2＝需要輔助/無法完成
	爬10階樓梯，會感到困難嗎？	0＝沒有困難 1＝有點困難 2＝很困難/無法完成
	過去一年，跌倒幾次？	0＝沒有 1＝1~3次 2＝4次以上

其實，臨床上，也可應用如下的方法進行整合判別：若行走速度初步測試，出現行走速度異常，懷疑可能是肌少症前期；若行走速度異常，再加上檢測出肌肉質量不足，便符合肌少症的診斷。若步行速度正常，但在握力檢測，屬於偏低，則會檢測看看肌肉質量是否不足，如出現肌肉質量不足，亦可判定屬於斷肌少症。其實有些研究認為，符合 1 和 2 或 3，二種組合成立即可判定為肌少症，當在 1 至 3 項皆不佳情況下，才符合屬於嚴重肌少症判定；歐盟也針對肌少症提出判斷建議，年紀超過 65 歲的長者，可以根據行走速度作為判斷依據─以每秒小於

0.8 公尺做為主要切點，再以平常速度步行速度 400 公尺，無法完成 /
完成時間 ≧ 6 分鐘，來測量，然後，再加上手部握力及肌肉質量測定
(低肌肉質量，男 <7kg/m2；女 <5.5 kg/m2) 來補充判斷，以確定是
否罹患肌少症，或許可以加上基因檢測來評估。(如下圖示：)

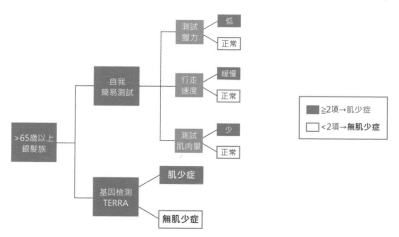

另外，也可利用醫院或生技公司比較準確的基因檢測方法或儀器來追
蹤判斷，以下提供參考：

1. 肌肉強度以握力器手握力 (hand grip test) 值大小來判別：一般
男性 <28 公斤、女性 <18 公斤，若握力值落在同年齡族群裡最弱的
25%(在臺灣，男性約 22.4 公斤 , 女性約 14.3 公斤)，則表示握力不足。

2. 利用雙能量 X 射線吸收測量法 (DXA)，其檢測的切點男性為 7.0kg/
m2、女性為 5.4kg/m2 或可以利用生物電阻測量分析機，以生物電阻抗
分析法 (BIA) 一利用肌肉組織含有的水分及電解質產生電阻抗導電原
理來判斷肌肉質量，其檢測肌肉質量的切點為：男性 <7.0kg/m²、女性
<5.7kg/m²；若落後於同年齡族群的 2 個標準差之外，便是肌肉質量缺
乏。

3. 應用核磁共振、MRI 或電腦斷層分析法，也是一種比較準確的檢查方式，但費用高，儀器取得上較困難。

4. 或可利用最新基因偵測方法─端粒的重複性核醣核酸 (TERRA) 來自我追蹤偵測（**豐群生技公司有提供服務**）。

如何知道肌少症可能出現時機？

其實主要可從年齡大小、慢性疾病的發生、營養狀態、運動與否，四方面來加以注意；假若發現有以下類似的症狀：缺乏運動，四肢肌肉量減少，步筏行走速度比較緩慢、變差、腿部容易有無力感、無法舉起平時的重物，甚至體重有減輕趨勢或偏瘦 BMI 過低 (小於 20) 的長年者，或出現反覆跌倒紀錄及長期臥床患者等，均屬於肌少症發生的高風險群，可能已經罹患了肌少症。(如下圖示：)

肌少症危險群

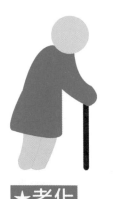

★老化

基因關係

糖尿病患者

反覆跌倒

缺乏運動

長期臥床

慢性疾病

然而，以上這些因素也可以受腸道菌的影響，例如 Prevotella、Akkermansia、Roseburia、Faecalibacterium、 Succinivibrio、Butyricimonas 菌種的代謝產物─維生素 B12、葉酸、色胺酸、甜菜鹼、短鏈脂肪酸等，來加強肌肉的質量及增強身體運動的效能，減低肌少症發生的風險；其中，短鏈脂肪酸可以被骨骼肌吸收，並且促進血中葡萄糖在肌肉的代謝利用，進而增加胰島素的敏感性；也可影響粒線體的形成，增加能量代謝的運行效能，特別是，丁酸短鏈脂肪酸，可以抗發炎，增加能量 ATP 產出，改善肌肉纖維代謝效能，及透過本身具有的組織蛋白去乙醯酶抑制作用，防止肌肉細胞凋亡，而保護肌肉蛋白的代謝運作，進而防止老化造成的肌肉質塊減少；在一般正常情況下，乳酸產出菌，Lactobacillus reuteri、Lactobacillus casei、Lactobacillus paracasei 、Lactobacillus plantarum 似乎也可以改善及增加粒線體 DNA 拷貝數量，使超氧化岐化酶，過氧化物酶體增殖物激活受體 -1 （PGC1-α），穀胱甘肽過氧化物酶，NRF1 細胞轉錄因子，粒線體調控因子 (TFAM) 在肌肉中增加，進一步增加肌肉的質與量，防止惡病質和肌少症形成；同時，腸道菌也可利用運動後的乳酸轉變成丁酸，使血中乳酸量產生減少，進而降低疲勞，降低全身的發炎反應，增加肌纖維，肌肉的質與量，並增加握力強度及恢復運動表現；其中的普拉梭菌株、也常藉助雙歧桿菌菌種，如：龍根菌，的幫忙，產出丁酸，進而增加肌肉量；至於，脆弱類桿菌屬擬桿菌門也具有協助增加肌肉量及功能，在衰弱老人，若 Lactobacilli、Faecalibacterium prausnitzii 、Bacteroides/Prevotella、Prevotellaceae、Clostridium XIVa 和 Roseburia 出現 明 顯 下

降，而變形菌門菌屬、Clostridium perfringens 和 Clostridium difficile 上升時，則更要提高警覺，這表示已出現肌少症的可能風險，特別須注意的是，惡病質這病症常和肌少症常容易發生重疊與混淆，肌少症通常是年紀老化及一般慢性病所造成的，而惡病質往往發生在罹患較嚴重的長期慢性病患者，如慢性心臟衰竭、尿毒症、慢性阻塞性肺病等，惡病質的肌肉減少程度通常都比較嚴重（往往大於 75% 的肌肉耗損），　因潛在疾病沒有改善，這惡病質症狀縱使是給予營養補充，也未必能改善矯正。

綜合以上，得知，不論原發型或續發型肌少症，其實大多數症狀發生都是出自於多重慢性疾病或風險因子，並非單一病因所造成的；目前已知腸道菌群的代謝及其產物，如維生素，荷爾蒙等，可以維持骨骼肌的穩定性，減少肌肉萎縮，其實，腸道菌對肌少症的潛在影響機轉是透過蛋白質、能量、脂肪及糖分的代謝，還有發炎反應、神經肌肉連結及粒線體功能的改善來達到目的；所以，當老化來臨，長期慢性病的伴隨，以至於腸道功能下降，腸道蠕動逐漸減弱或緩慢，加上整體腸道菌叢的比例也會有所改變，多樣性減少，致使壞菌容易生成，產生有害人體的物質，同時也造成腸道消化酵素產出失衡，以至於便祕也容易發生，營養不足，導致運動量不足，肌力減退的結果，若同時或因長期失能臥床，間接也會導致老化加劇，心智退化的加速發生，惡性循環接連發生，讓失智症的風險相對提高許多。由此即可證明，腸道菌相的改變，確實，在肌少症的發生上是扮演─極重要的關聯性。（如下圖示：）

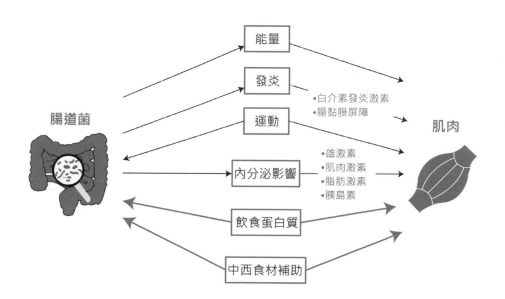

能量

發炎

•白介素發炎激素
•腸黏膜屏障

運動

腸道菌

內分泌影響

•雄激素
•肌肉激素
•脂肪激素
•胰島素

肌肉

飲食蛋白質

中西食材補助

C. 腸道菌與老化、失智

雖然前面已說明腸道菌和許多心血管慢性疾病、老化肌少症的發生有相當大的關係，然而，老化失智的發生，是繼老化肌少症後，又是另一重要課題，目前在失智疾病中以「阿茲海默症」及「巴金森氏症」兩種神經退化性失智症較為熟知常見，詳細說明可參閱筆者有關老化、失智著作出版**《不失記憶的藏庫密碼》**一書；然而，目前研究得知，在罹患失智症後，迄今還沒有有效的藥物可以治癒，或許也可以應用另類方法，如，中西傳統醫療或腸道菌補充，來減緩阿茲海默症或巴金森氏症疾病的發生才是上策。(如下圖示：)

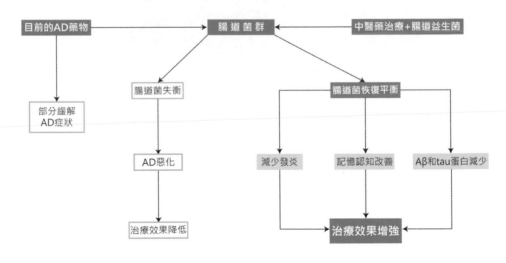

※AD＝阿茲海默症
※Aβ＝類澱粉蛋白

已知一般年老時，常有味覺敏感度減退，胃腸道功能減退 (腸道老化)，營養吸收不良的認知，進而影響身體健康；其實，這整個過程中和腸道菌的生長與平衡分佈，脫不了關係；一般而言，在

成年人的腸道菌分佈主要以厚壁菌門菌種為主，多於擬桿菌門菌種，其他，如 Ruminococcus、Actinobacteria、Proteobacteria 和 Verrucomicrobia 也相對會出現；當老年進行時期，出現食慾下降，牙齒脫落，消化機能低下，吸收能力下降，影響了腸道菌的生長分佈及減少了多樣性，致使短鏈脂肪酸產出菌，如 Roseburia intestinalis 和 Eubacterium rectale 屬於厚壁菌門菌種漸漸減少，這些菌種有助益於轉變乙酸為丁酸，可以降低結腸癌及結腸炎風險；另外，當老年時，低碳水化合物食物攝取降低時，也會使 Roseburia spp. 和 Eubacterium rectale 產出量減少，丁酸產出濃度降低，而某些菌種 Bacteroidetes 和 Proteobacteria 轉為增加；一般在 21-69 歲成年人，Blautia 和 比菲德氏菌、Bifidobacterium 是呈現增多的，但是，在年紀大於 65 歲老人，發現 Firmicutes、Faecalibacterium prausnitzii、Lactobacillus、Ruminococcus、Blautia、Bifidobacteria 和 Clostridium clusters IV 和 Clostridium cluster XIVa 菌種明顯呈現減少，這與體內代謝作用降低，代謝物如短鏈脂肪酸、神經傳遞物質 (GABA) 產出減少有關；腸道菌 F/B 比值出現降低，可能因為擬桿菌門菌種增加，某些厚壁菌門菌種，如 Clostridium clusters IV 和 Clostridium cluster XIVa 變少有關，其中的比菲德氏菌是乳酸及短鏈脂肪酸乙酸的產出製造菌，可以維持腸道的酸化，清除自由基及抗發炎效果，抑制腸道老化；在老人或老老人，百歲人瑞族群，發現腸道內則常出現較多的 Verrucomicrobia、Akkermansia、Christensenellaceae、Parabacteroides、Odoribacter、Bifidobacterium 和 Butyricimonas

等菌種，這些菌種具有抗發炎特性，其中 Akkermansia muciniphil 屬於 Verrucomicrobia 門中的一種菌株，研究說明這菌株具有降解腸道壁上黏蛋白能力，提供能量給其他腸道菌使用，也可維持腸道上皮活性及製造更多的腸道黏液蛋白，以保護腸道的完整性，防止腸漏症發生，研究更指出，一般 Verrucomicrobia 菌種是有益於改善精神性運動速度、睡眠品質，認知及學習能力；由以上說明，這些 Verrucomicrobia、 Christensenellaceae 和 Akkermansia 菌種均會影響健康代謝，降低肥胖指數及可降低心臟病，糖尿病，認知功能障礙的風險，但是，這些腸道菌種出現變化有時也會因居住環境而有所改變；另一方面，特別當老年來臨時，發現年齡的增長，腸道菌相逐年遞減，腸道菌群的多樣性也相對性減少，腸道菌群的失調狀況增強，同時影響了身體免疫細胞的遷移運動，致使免疫細胞朝向大腦遷移的機會也加強了，這可能歸因於大腦能夠傳遞一些信息吸引這些免疫細胞遷移，進一步伴隨氧化自由基、炎症反應的加強誘導，例如，誘導腫瘤壞死因子 -α（TNF-α）的產生，這是參與老年失智的關鍵信息發炎因子，最後導致老年失智發生；一些例證也說明腸道菌參與其中，如，一些乳酸益生菌 Bifidobacterium、Lactobacillus spp. 、Faecalibacterium prausnitzii 菌種的補充，可製造出乳酸或乙酸等物質，這些對大多數革蘭氏陰性致病菌具有強大的抑制作用，一旦這些有機酸進入細菌體內，會導致菌體酸化 (PH 值) 降低，進一步促使有害病菌體本身凋亡，且能抑制有害菌增殖，這可降低許多退化性神經疾病發生的風險；臨床試驗也表明給予發炎因子 TNF 抑制劑似乎可以延緩老年失智患者的認知損傷，因此得知發炎因子是扮演參與刺激

大腦細胞損傷凋亡的角色，也會影響老年失智的進展，這些神經退化病變進展，不管如何，主因似乎皆出自於老年腸道菌失衡—當腸道壞菌太多時，腸道會啟動許多發炎反應訊息，同時也伴隨啟動免疫細胞及白血球的一些發炎反應，並釋出發炎反應激素物質，這些物質一旦進入血液循環也有機會傳達至腦部後，再次誘導腦部免疫細胞 - 微膠細胞 (microglial cells、腦內一種巨噬細胞、有吞噬功能) 產生發炎反應及壓力脅迫，這些腦內的變化會導致腦內神經細胞慢慢受損，接著出現腦部認知與記憶功能障礙；目前研究也已證實，腸道菌相失衡，與老化疾病，巴金森氏症、失智、阿茲海默症及其他憂鬱症出現有關，腦內出現多巴胺神經物質產出降低，血清素濃度降低或不足現象—其中，血清素常被稱為大腦中的欣快幸福分子，與情緒、食慾、睡眠、學習記憶的調節有關，多巴胺則在調控大腦的運動控制、認知、積極性上的功能有其重要角色，同時，國家衛生院研究團隊也認為，若遇有「腸道問題」出現，可能導致一些老年中樞神經疾病，例如，阿茲海默症或巴金森氏症症、失智等，病情更加劇，根據相關臨床研究指出，這與所謂「腸道菌群—腦軸線」(gut-brain axis) 途徑的運作有關，腸道菌群可藉由免疫發炎反應、神經內分泌和神經訊息傳遞等來影響腦部的運作，來加重中樞神經系統退化性疾病的產生；因此，假若適度調節菌叢平衡，提升免疫力，改善消化、排便機能，並增加體內維生素、酵素、干擾素的合成，就可能達到延緩衰老的目的，對疾病的預防應該會更有幫助，所以，對於老年失智患者，定期進行相關的腸道菌檢測分析，或許能更精準達到預防上述疾病的發生。

腸、腦軸線因素

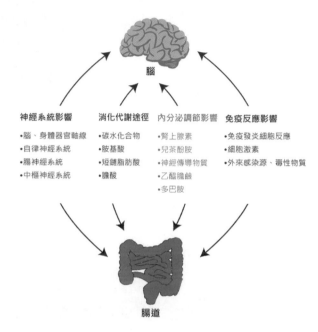

腦

神經系統影響	消化代謝途徑	內分泌調節影響	免疫反應影響
•腦、身體器官軸線	•碳水化合物	•腎上腺素	•免疫發炎細胞反應
•自律神經系統	•胺基酸	•兒茶酚胺	•細胞激素
•腸神經系統	•短鏈脂肪酸	•神經傳導物質	•外來感染源、毒性物質
•中樞神經系統	•膽酸	•乙醯膽鹼	
		•多巴胺	

腸道

那什麼是「腸—腦軸線」(gut-brain axis)？

大約在 19 世紀時，科學家已經發現情緒對身體腸道功能或其他器官的調節有影響，認為大腦對胃和腸表達是有直接影響；譬如，人們「腦有慾念想吃東西」，其實這念頭就可以引發胃液的分泌，縱使完全沒有吃到東西也一樣會分泌胃液，另外，也有研究發現，我們有時候對食物的選擇，可能起因於受到腸道細菌的操弄，譬如，對於沒有理由的突然想吃某些東西，而這種臨時起的意念，可能是腸道裡有喜歡吃這種食物的菌種，突然透過腸道的神經信息傳遞，讓大腦做了這樣的選擇，或者因為緊張而腹瀉的反應，俗稱過敏性腸燥症候群，這是一種雙向的連繫反應，這些反應，即是所謂的腸 - 腦影響，可用「腸道菌群 - 腦軸線 (gut-brain axis)「稱之，這種源於人體中樞神經系統

與胃腸系統的軸線關係，其實自嬰兒期即有廣泛性的雙向溝通，嬰幼兒時腦部的發育，腸道菌的存在是一種外在環境對腦部的重要刺激因素，此種雙向影響會持續至成年人；以廣義角度的來看，腸 - 腦軸線受中樞神經、內分泌及免疫系統的影響，包括：下視丘 - 腦下垂體 - 腎上腺軸線（**簡稱 HPA 軸線**）、自主神經系統中的交感神經與副交感神經（迷走神經）及腸道神經系統─主要受自主神經系統所支配；再加上，腸道微生物菌群 (腸道菌群) 的迴饋，腸胃道菌群啟動了腸 - 腦軸線，腸道細胞也會分泌出生理調控物質，此生理調控物質除了會誘導身體產生局部免疫反應外，也會連結影響至自主神經系統，可以透過腸道菌合成短鏈脂肪酸調控神經荷爾蒙的形成，特別像是丙酸、丁酸可加強酪氨酸、色胺酸水解酵素表現影響多巴胺，正腎上腺素、及血清素的形成，這些神經傳遞物質均可以通過腸道黏膜，經循環系統，進入腦內，進行一些生理功能調控，其中，如 Lactobacillus rhamnosus 和 Bifidobacterium 菌種可合成一些神經傳遞物質或神經活性代謝物及短鏈脂肪酸等，如 γ - 氨基丁酸 (GABA)、乙醯膽鹼；Escherichia, Bacillus 和 Saccharomyces spp. 可促進正腎上腺素產生；Candida、Streptococcus、Escherichia 和 Enterococcus spp. 可合成血清素，其他如合成多巴胺等神經物質，可進入腦內，調控一些生理功能，例如，神經、內分泌及免疫的調控等，因此，腸胃道菌群對維持認知、神經精神功能上及降低神經退化性疾病發的風險，均扮演一重要角色；然而有些腸道壞菌及發炎代謝產物也可透過腸道黏膜與血腦屏障通透性的改變，會對腦部的神經元組織結構造成慢性發炎及損傷，尤其是在腦部的海馬迴區，這區塊與睡眠、情緒、

記憶的調控有關；近年來，也發現當腸道中的微生物菌種平衡遭到破壞，就會引起一些潛在腦部神經有關疾病發生，包括憂鬱症、焦慮症、自閉症、慢性疲勞等身心疾病及一些隨年齡增長導致認知功能障礙越趨明顯的中樞神經系統疾病，同時，我們在衰老、老化患者腸道內，也常發現 Bifidobacteria、和厚壁菌門菌種、如 Faecalibacterium prausnitzii i、Clostridium cluster XIV、Blautia 減少，而壞菌，如 Bacteroide、Pseudomonadota/Enterobacteriaceae 等菌種增加；這些臨床發現，也促使專家利用動物研究間接獲得印證—例如將動物的免疫細胞發炎基因剔除後，再將腸道細菌注入基因剔除退行性神經病變的動物中，使失智現象明顯降低了，存活率也顯著改善；反之，神經退行性病變的發生則繼續明顯表現；這也表示外圍的免疫細胞也參與神經退行性病變的進行；其他，實驗研究也發現若因腸道感染導致的菌群失調時，也會促進外圍大量淋巴細胞移行至參與學習和記憶的大腦區，接著觸發發炎激素的產生和細胞凋亡信號的激活，最終加劇老化、失智症的進行，以上這些種種發現，似乎證明都與腸道菌群的失衡有關，也可以說腸道菌群是由一個群體構成，類似一個器官，可與其他器官產生互動影響，可以接收、傳遞來自身體其他各單位或器官（特別是大腦）的訊息，感知身體內外環境的刺激與變化，然後向其他器官發出訊號，做出適當的反應，但真正的作用機制，仍然不清楚？在此，希望藉由腸腦軸線 (gut-brain axis) 理論，對腸道菌的變化與一些大腦神經退化性疾病的發生做進一步探討。

腸道菌群—阿茲海默症

根據統計，到 2030 年時，預計世界上將出現 6000 萬以上失智症患者，到 2050 年，可能超過 1 億以上人口；然而，年齡因素是失智發生的最大風險因了，如果活過 55 歲，每 6 個女性中就可能有 1 位會罹患失智症，10 個男性中就可能有 1 位會患失智症，而失智症的大宗代表疾病是阿茲海默症。其實，臺灣和國外統計相類似，年齡層愈高罹患阿茲海默症的機會較大，特別是 80 歲以上老人，每 5 人臺灣老人就有 1-2 位罹患阿茲海默症；雖然如此，但我們還不清楚阿茲海默症到底是何時出現、如何發生？臨床上只觀察到：起始出現認知障礙、記憶功能喪失症狀，比如健忘等；嚴重患者，漸漸的，出現漫無目的四處遊蕩行為和迷失方向或強迫重複性等行為表現 - 不斷地開門關門等症狀，隨著病情的持續進展，身體會合併出現某些功能性障礙，例如，出現排尿、排便困難，更嚴重的情況，可能會出現抽筋和不隨意肌痙攣等症狀及其他功能異常，然後老化加速、及死亡。

阿茲海默症的腦內主要病理變化呈現神經細胞外 β - 類澱粉蛋白聚集沈積斑塊及神經細胞內的 tau 蛋白過度磷酸化聚集，神經纖維纏結的形成等，這些蛋白聚集也伴隨氧化壓力、細胞內粒線體功能受損及神經細胞發炎反應加劇聚集，最終，導致患者腦部神經元受損及功能失調，腦細胞及突觸也會逐漸退化、死亡，最終腦部萎縮出現，特別是出現在腦部海馬體，這都是有關阿茲海默症發生形成的步驟。 其可能發生機轉為何？在發炎反應與腸道菌理論的延伸中，發現參與動脈硬化發炎反應的物質—腸道菌代謝物、氧化三甲胺，這物質可以破壞血腦障礙，使細胞內粒線體功能受損，加速細胞老化，也可能參與阿

茲海默症的發生，因氧化三甲胺會增加 β 分泌酶活性（目前有些針對 β 分泌酶抑制劑的研究，用來治療阿茲海默症）和加速 β - 類澱粉蛋白聚集；另一方面，在動物實驗上，發現腸道蛋白質代謝物質 - 血中「氨」也可能是阿茲海默症病變的發展影響物質，也可能是造成阿茲海默症發生的重要影響因素，已知血中「氨」是蛋白質的最終產物，具有神經毒性，自然狀況下，氨的毒性是可透過體內麩醯胺酸合成酵素合成的麩醯胺酸 (glutamine) 自我解毒，在正常情況下氨在腦內含量是低的，只要上升一點，仍在相當低的氨濃度下，就可造成腦部神經細胞毒性，由於，氨毒性也可以造成粒線體功能受損，導致氧化自由基生成，並且降低細胞的抗氧化酵素量及抗氧化解毒能力；當老化時，由於腦內麩醯胺酸合成酵素含量下降，因此，更容易使血中氨濃度毒性提高，高血氨自然會漸漸的破壞細胞內粒線體功能，並且增加了自由基產出，同時減低了抗自由基壓力酶（酵素）─如細胞色素 c 氧化酶，超氧化物歧化酶，穀胱甘肽過氧化酶含量等，接著阿茲海默症發生；這都是導致阿茲海默症發生的可能病理原因之一，在臨床上，似乎也發現，這理論的正確性，適度的提高腸道 Lactobacilli 菌種，可降低血中氨濃度的效能，改善認知障礙，改善阿茲海默症的發生，在 2016 年左右，研究人員也發現嚴重阿茲海默症患者喝了含有益生菌的牛奶的他們的認知能力提高約 30%，因此，說明腸道益生菌確實在改善阿茲海默症病患者的大腦功能上可能有極大的幫助；有關發炎、阿茲海默症和腸道菌群之間的研究中，於 2016 年，義大利研究人員首次在人類發現阿茲海默症患者抗發炎物質的產出水平要比正常情況下少很多；於 2017 年，在國際頂尖科學期刊《自然通訊》的

刊登上，也指出有關腸道菌相失衡會加劇阿茲海默症腦部神經退化病程的進行，其中主要的結論說明阿茲海默症似乎與腸道菌群多樣性減少和誘發發炎的腸道菌種增加有密切相關，臺灣的國家衛生研究院、美國哈佛大學研究團隊及其他學者也相繼在 2017-2019 間研究發現，腸道菌相失衡與壞菌過多，如 Escherichia Shigella、Odoribacter splanchnicus 和 Klebsiella pneumonia 有關發炎菌種增多，而減少了丁酸產出抗發炎菌種，如 Butyrivibrio 和 Eubacterium，可能引發大腦神經退化，誘發阿茲海默症，並能加速疾病惡化發生；其實，有些菌種，如 Escherichia coli，也可產生類澱粉蛋白，若加上這些革蘭氏陰細菌外壁上內毒素的刺激作用，則可能容易引起腦內類澱粉蛋白的沈積或者挶同 tau 蛋白的作用，進而造成腦神經細胞損傷，認知障礙及神經退化性疾病的發生，有時也可能發生在腦中風後；動物實驗中也證實，腸道菌相失衡，出現 F/B 比例菌株降低，因菌株 Verrucomicrobia、Firmicutes 和學習、記憶、專注、執行功能呈正相關性，Bacteroidetes、Proteobacteria 和學習、記憶、專注、執行功能呈負相關性，並且 Bacteroidetes 菌株的增加可以使內毒素更容易轉移至全身循環，而加重阿茲海默症的病態變化；然而，在腸道內也發現類澱粉前驅蛋白 (amyloid precursor protein，APP) 的堆積，可能與中樞神經細胞發生 β - 類澱粉蛋白聚集沈積增加有關，這些變化似乎也會出現在阿茲海默症患者早期；另一方面，因年紀增加促進一些發炎激素自然形成，如白介素 6 等，這些激素一般開始增加的時間大約出現在 30-40 歲左右，由於年紀增加也影響了腸道菌改變，多樣性也隨著減少了，特別是 Proteobacteria 的增多，因而發炎激

素白介素 6 釋出也增加，至於一些抗發炎 Bifidobacteria 菌種卻減少了，以至於過多的自由基產出，使細胞的粒線體功能受損，這些種種變化使短鏈脂肪酸的產出減少，也干擾了脂肪的代謝，因此加速了老化、阿茲海默症及失智的發展，一般而言，Bifidobacterium 是可產出醋酸，造出酸化的腸道環境，穩定腸道且清除自由基的傷害，有些研究也指出 Lactobacilli 和 Bifidobacteria 可直接降低膽固醇的吸收及正常化三酸甘油脂濃度，主因藉由降低高膽固醇的生產，降低脂肪吸收及促進膽固醇由大便排泄；間接的，可以增加血中瘦素濃度 (瘦體素，肥胖激素，減肥荷爾蒙，leptin)，是一種抗肥胖荷爾蒙，減少肥胖發生，長期下來，可保護腦細胞防止腦部記憶損傷，改善認知表現，因而預防阿茲海默症失智的進展，同時，也發現 Lactobacilli 和 Bifidobacterium 可影響腦內 γ- 氨基丁酸 (GABA) 受體表現及產出，可應用於治療睡眠及情緒障礙，憂鬱等，也可預防失智的發生；在老鼠動物實驗上，確實發現在 Lactobacillus 菌種的存在下，似乎可以保護腦內神經細胞因為缺氧或壓力所致的損傷或者改善阿茲海默症下 γ- 氨基丁酸 (GABA) 的喪失，避免阿茲海默症的發生；其他，一些短鏈脂肪酸、丁酸產出菌，例如 Clostridium butyricum，可以代謝膳食纖維產生丁酸一這具有抗發炎特性，有助益於降低認知障礙，減低血管型失智；但是，當一些抗炎特性短鏈脂肪酸產出菌減少時，如 Firmicutes/Roseburia intestinalis 和 Faecalibacterium prausnitzii 這些的丁酸產出菌種減少 (丁酸可以改善衰老相關的記憶功能受損) 或壞菌增加，如一些菌種 Escherichia/Shigella，Clostridium difficile 增加時，則有增加阿茲海默症發展的危險，

主因透過腦部糖分代謝下降和類澱粉蛋白沈積增加,這些變化似乎也大多數出現在第二型糖尿病或肥胖患者身上;所以,特別是,在沒有阿茲海默症症狀的糖尿病或肥胖中年人,尤須小心。

至於,抗生素使用會影響阿茲海默症發病率嗎?

有趣的事,有人提出所謂的「衛生假說」,加上民間中也常流傳著「不乾不淨吃了沒病」的俗語,似乎解釋著過於潔淨的生活方式造成與微生物接觸的機會減少,卻導致增加罹患疾病感染風險,比如,似乎誘使過敏和哮喘發作機率變大;但長期以來,研究報告顯示,在衛生環境較低的國家或區域中,其阿茲海默症發病率似乎較低,而衛生環境較高的已開發國家或區域中,阿茲海默症發病率相對較高。在某種程度上,似乎也暗示著衛生假說的正確性—認為阿茲海默症的發生可能與微生物多樣性呈負相關,與衛生環境條件呈正相關;這真正表示阿茲海默症是符合「衛生假說」嗎?仍有待證實中。

但在衛生環境較高的已開發國家中,近 10 多年來卻觀察發現阿茲海默症發病率迅速上升,這與抗生素的過度使用或因加工產品的大量製造與攝入脫不了關係,可能因嚴重破壞體內腸道菌群,降低了我們體內微生物的多樣性的結果所致;但有些研究認為抗生素可以緩解阿茲海默症的進程?指出,對於那些腸道菌群不健康的人來說,抗生素或許可以通過殺死那些潛在的致病菌,降低其對機體的損傷,進而阻止疾病的進程;綜合觀察,不建議長期使用抗生素,因為它可能對腸道菌群造成更嚴重的破壞,造成更嚴重的後果,所以經過研究合理推論,認為阿茲海默症的大腦病變可能源自腸道,主因透過腸道與大腦的免

疫細胞或激素的調控與影響。

因此，在減緩阿茲海默症病程的進行與加劇病情惡化過程中，患者應儘量避免不必要的腸道感染，維持腸道菌相平衡，這樣子似乎可以改善阿茲海默症患者大腦的健康。

腸道菌群—巴金森氏症

巴金森氏症是繼阿茲海默症之後，臨床上第二常見的神經退化性疾病，主要在運動神經細胞（元）受侵犯，在症狀上主要以動作性障礙為問題，也會有非動作性的症狀，包括自主性問題的出現，在性別上罹病比例，男性高於女性；隨著衰老，人類壽命的延長，神經細胞（中央或周邊神經）自然會發生減損，也因衰老使巴金森氏症退化情形更加迅速進展，相信未來這些神經退化性疾病受影響的人數會繼續增加；然而，在醫學處理方面，其實對巴金森氏症患者目前還沒有具體辦法可阻止疾病的發展，只有通過增加多巴胺水平的藥物或腦內手術來緩解症狀而已—多巴胺是可藉由影響大腦神經控制著我們的自主和精細運動；在病理方面的認知，巴金森氏症患者的大腦神經細胞內中出現類似阿茲海默症患者的斑塊結節，叫做路易氏小體，它是由過多致病性的 α - 突觸神經核蛋白（α-synuclein）聚集而成，這蛋白可經由迷走神經的傳遞運送到運動神經元，造成細胞粒線體功能不良及損傷、破壞，另外也產出更多的自由基，進一步導致生產多巴胺運動神經元細胞（中央或周邊）的受損或死亡，最後結果，除了導致體內多巴胺分泌不足外，同時，調控交感神經興奮，影響心跳和血壓的正腎上腺素也會分泌不足；在臨床上，表現以最為人所熟知的巴金

森氏症三個運動症狀為主：休息性無法控制的自主震顫或抖動、肌肉僵硬和行動遲緩―例如患者開始每天出現嘴唇、手、腿或者合併抖動，同時肢體變得有點行動笨拙，手細微抖動不停、覺得寫字有些困難或者字體愈寫愈小，至於，這些發生原因仍不清楚，通常只認為是基因、年紀老化或與生活工作環境等因素相互影響所致；因而導致腦細胞失去能力產生足夠的多巴胺，才出現無法控制的自主精細運動，但最初症狀卻可能是便秘、腹脹和失眠，有時伴有噩夢、注意力難以集中或抑鬱等表現而已，以上這些症狀通常提早 10 多年發生，在巴金森氏症典型症狀―自主震顫，走路困難症狀之前出現；臨床上，也發現大約 70-90% 的巴金森氏症患者通常均已先出現便秘症狀，所以醫療研究人員才逐漸重視早期腸道問題的出現與巴金森氏症是有相關性陸陸續續有些研究也發現腸道發炎可以誘發腦內神經發炎病變，使神經細胞喪失，從而增強惡化巴金森氏症症狀，如靜止型顫抖、肢體僵硬、運動緩慢等；但目前仍無法確定巴金森氏症患者所具有腸道菌群的典型特徵，有趣的事，以往認為與巴金森氏症有關的路易氏小體，只存在大腦中，現在卻發現腸道也會出現路易氏小體―巴金森氏症患者腸道和大腦均有相類似的斑塊，美國加州理工學院的動物實驗報告也曾述說―腸道菌組成變化可能和巴金森氏症出現有關，這可能解釋為何腸道症狀可以提早出現在發病前的 10 至 20 年的原因吧―有人認為這歸因於氧化過度、自由基產生刺激、細菌毒素作用和腸漏反應等的共同參與所致；不管如何，在多方面研究指出，腸道菌失衡，腸道菌產出的內毒素會在體內引發一連串的炎症反應（腸―腦軸線影響），加上老化，許多細胞內抗氧化酵素含量降

低，如超氧化物歧化酶，穀胱甘肽，穀胱甘肽過氧化酶，硫氧化還原蛋白 (thioredoxin) 均可降低過氧化氫及其他氧化自由基等，影響細胞功能排毒能力，進而造成大腦功能減退，這均與巴金森氏症的發生有關；另一方面，在糞便和腸道黏膜的研究分析中，發現巴金森氏症患者的腸道菌相也與健康人明顯不同，誘發發炎的腸道菌群明顯增多，腸道出現一群充滿了有害菌群而有益菌群較少或缺乏，以至於產出有害腸道菌的代謝產物也相對較高，腸道腸漏現象也明顯表現，由於，腸道菌生長失衡，菌叢多樣性相對減少，在臨床上，發現可產出丁酸代謝物具抗發炎效果的相關菌群發現明顯減少，如 Blautia、Coprococcus 和 Roseburia 等減少，至於，產出內毒素菌種明顯增加，如 Oscillospira 和 Bacteroides 等增加，這種發現，也出現在糖尿病患者身上（糖尿病患者較容易罹患巴金森氏症），主因是此菌種為革蘭氏陰性細菌，其細菌外膜上的內毒素，容易誘導全身發炎反應，分泌發炎反應前驅細胞激素，經由腸道循環全身；這在巴金森氏症患者也同樣出現一些影響前驅發炎物質分泌的菌種，如 Ralstonia 增加，Prevotellaceae 和 Lachnospiraceae 出現菌種減少現象，致使腸道的黏蛋白合成下降，腸道通透性上升，另外，在巴金森氏症患者身上也出現 Proteobacteria、Enterobacteriaceae、Lactobacillaceae 和 Christensenellaceae 菌種增多現象，而 Lachnospiraceae 菌種減少 ；並且發現 Bacteroides、Enterobacteriaceae 菌種的多寡也與姿勢穩定性及步伐運動功能的不穩嚴重度呈正相關性；有趣的事，發現引起胃潰瘍的 H. pylori 菌種感染也與巴金森氏症發生有密切關係，也可造成運動神經功能明顯受損，在研究上，若將巴金森氏症

患者的腸道菌移植到無菌鼠體內後，竟然發現小鼠最後表現出典型的巴金森氏症症狀，這些證明使我們更覺得腸道菌似乎會影響到巴金森氏症的發生；同時，在小鼠益生菌的研究上，也證明對巴金森氏症小鼠的多巴胺能神經元具有神經保護作用，並且可以減輕小鼠運動功能障礙的惡化；在患者的研究上也發現改善腸道菌－對巴金森病患者的胃腸道症狀似乎具有益作用，包括可減輕腹痛、腹脹和改善便秘、糞便硬度和排便習慣等症狀；其次，若給予益生菌後，改變菌種分佈似乎也可以顯著降低巴金森病患者的嚴重程度；有趣的事，若平日服用適量咖啡，似乎也可以改變腸道菌群分佈，因為可增加抗發炎菌種 Bifidobacteria 和減少壞菌 Clostridium spp. 和 Escherichia coli 分佈，同時可以降低巴金森氏症患者罹患率及使運動障礙症狀得到改善；因此，這讓研究人員懷疑腸道問題可能是發生巴金森氏症的起源，更有助於解釋為何在巴金森氏症患者身上可以看到胃腸道問題─了解到腸道菌群失調─是重要的致病關鍵角色；在此希望可以藉由腸道菌群組成變化能成為巴金森氏症診療上的明確線索，那麼，巴金森氏症患者便可能在腦損傷之前和不自主震顫出現症狀前提早被診斷出，對巴金森氏症患者得到更有效的掌控。

如果可以的話，希望未來可提早對高危險群或老年人進行腸道菌群篩檢及分類，提早建構一個健康的腸道菌群，使老化病患可以提前預防神經退化性疾病、阿茲海默症、巴金森氏症和失智的發生。

4

腸道菌與老化相關疾病
——肺病、腎臟病與尿酸

　　年紀老化合併動脈粥狀硬化的出現好像是自然現象，但年齡增加往往會造成腎功能下降或合併慢性腎病變的發生，由於一般過多的血中氧化三甲胺在 24 小時內可由尿液排出，其它可由汗液、糞便、呼吸或分泌物排出，但因老化、腎病的發生，相對的使血中累積的氧化三甲胺呈現顯著增加，因此，加劇了老化時動脈硬化的進展而造成腎功能不良、腎病變的發生，另外在動脈硬化患者身上，也往往出現慢性肺病 - 慢性阻塞性肺病或慢性腎病變的合併症，這似乎也是老年患者很常見的問題，雖然這些患者有些肺功能仍屬正常，但因人體衰老指標—端粒長度，出現變短或粒線體 DNA 拷貝數目—細胞健康指標，都已經出現減少或缺損，所以，容易造成免疫力下降、感染率上升，這些問題的出現是否與腸道菌失衡有關嗎？ 以下進一步會探討說明！

A. 腸道菌—慢性肺病

老年人生活飲食習慣改變，生理機能衰弱，肺臟彈性下降，肺泡張力降低，肺泡擴大，胸腔僵化，氣道黏液清除力下降，肺部血管調節受損，免疫力下降等的出現，加上空氣污染問題日趨嚴重的今日，所以許多老年人，除了慢性心血管疾病的出現外，老年慢性阻塞性肺病出現的機會也愈來愈多，慢性阻塞性肺病它是包括慢性（支）氣管炎，肺氣腫等的統稱，其發生真正機轉未明，只知道隨年紀增加而其發生率愈高，特別容易出現在 65-74 歲，因此，年紀可能是最重要的促發因子，而抽菸也是主因之一，空氣污染、二手煙或先天基因因素均可能是其中的誘因，主要症狀是出現持續性的呼吸道症狀，呈現咳嗽，呼吸氣短及呼吸氣道流速受限；至於當單純老化進行時，常合併肺泡擴大產生，就有所謂 「老化肺氣腫」稱謂，因此，單純老化的肺部表現和慢性阻塞性肺病生理功能表現上似乎相似，不管如何，年紀老化免疫力下降，增加感染機會，加劇了肺功能下降，也會加速慢性阻塞性肺病的惡化，目前，因慢性的肺部發炎及感染而致死的患者，則高居世界上排行榜第三、第四名，因此有學者認為慢性阻塞性肺病也是一種老化慢性發炎反應的疾病，實在值得重視。

至於，呼吸道疾病和腸道菌出現、分佈有關嗎？答案：有　！

由於呼吸道的黏膜上皮在胚胎解剖及功能上和腸胃道的發展是相同，所以在人體生命發展的早期，腸道菌落的生長分佈在腸胃道和呼吸道有其共同點，實驗研究上也顯示腸道菌和呼吸道生長的菌落是會互相移動的；但目前已知腸道菌對於呼吸道的影響有多少，研

究報告其實仍極有限，只知道腸道菌株在上、下呼吸道的分佈情形
研究已相當清楚，例如在上呼吸道分佈主以嗜血桿菌、鏈球菌、莫
拉菌屬為主及少量的差異球菌、棒狀桿菌；在下呼吸道分佈以厚壁
菌門、變形菌門及擬桿菌門菌種為主，一般來說在肺部內以厚壁
菌門、擬桿菌門及變形桿菌門菌種為大宗，其實，一些共生菌，
如 Prevotella、Streptococcus, Veillonella、Veillonella、
Neisseria、Haemophilus 和 Actinomyces 菌種分佈也存在於正常健康
人的肺部內，這些菌種均具有內生性及後天性免疫調節能力，對呼吸
道及肺部的感染有預防保護效果，但當新的病毒、細菌或肺部環境改
變時，會導致腸道菌群失調，則使呼吸道感染頻率和發生肺部疾病的
機會增加；例如在正常狀態下肺部存在的腸道菌，以擬桿菌門菌種，
特別以 Prevotella spp. 及厚壁菌門的 Veillonella 菌種為主，而有
慢性阻塞性病時，腸道菌會轉移成以變形桿菌門為主的菌種、特別是
Haemophilus spp 腸道菌，這些菌種大多屬於革蘭氏陰細菌，然而，
在抽菸的群眾中，發現 Bifidobacterium spp. 菌減少，也因此減少
了抗發炎、抗感染的保護力，以至於罹患肺部疾病的機會變增多，有
時也誘發腸道發炎—Chron's 疾病的發生；在罹患氣喘的病人，其
Staphylococcus 和 Haemophilus 菌種較常出現，但當 Bacteroides
fragilis 菌出現豐富時，似乎有增加氣喘發作風險，也較容易有大
腸癌發生的風險，然而，在氣喘發作的初期發現雙歧桿菌菌種量減
少，而梭菌屬菌種增加；至於，一般慢性阻塞性肺部疾病和氣喘患
者，肺部及支氣管分枝上均容易出現豐富的變形門菌種（大部分以
Neisseria、Moraxella、Haemophilus 居 多 ）及 Staphylococcus、

Corynebacterium、Alloiococcus、Actinobacter、Veillonella、Rothia 菌種；在嚴重慢性阻塞性肺部疾病則以厚壁菌門或變形門菌種出現居多；有時外來病菌、病毒感染，可以促使慢性阻塞性肺部疾病加劇，這種情況下，更容易出現變形門菌種、特別以 Haemophilis influenzae 增多，有時綠膿桿菌也會增加，但厚壁菌門菌種和 擬桿菌門菌種 增加出現較少；若有接受類固醇治療患者，也容易出現變形菌門菌種 高於厚壁菌門及擬桿菌門菌種增多現象 ；假若只使用抗生素時，也會造成腸道菌群減少，影響肺部疾病和過敏性炎症加劇，特別是變形門菌種居多，或容易引起重複性的困難梭狀芽胞桿菌感染而發生腸道症狀；在小鼠動物研究也說明，當使用過多青黴素，會使有益的腸道菌減少，以致於肺部對流感病毒感染的易感性增加；同樣的，在老鼠實驗上，發現當呼吸道病毒感染時，會造成肺部菌群失調，內毒素增加，然後也影響到腸道菌群的改變，如腸桿菌科細菌出現增加，乳酸桿菌和乳球菌的數量減少；至於，因多重耐藥性金黃色葡萄球菌或綠膿桿菌所引起的肺炎，也證實可能導致遠端腸道上皮細胞增殖減少或引起腸道損傷；一些慢性肺部疾病，支氣管炎、哮喘、慢性阻塞性肺病和肺部囊性纖維化發生也出現呼吸道菌群的失調，再經由菌群代謝物及免疫細胞的影響，轉移進入循環，間接造成腸道菌群的紊亂，同時誘導腸道免疫損傷，例如，引起腸燥症候群的發生；反過來，若呼吸道、肺部菌群的正向變化也會影響腸道菌群的組成及腸道免疫反應，達到抗菌及預防感染的效果，有研究證明若口服 Lactobacillus rhamnosus、Lactobacillus casei、Bifidobacterium lactis、Bifidobacterium breve、Bifidobacterium bifidum 和

Bifidobacterium longum 菌種，因短鏈脂肪酸產生的影響，可以調控免疫反應，有如 PDL-1 抗體效能可以抑制發炎反應，幫助活化輔助性 T 淋巴細胞，改善及防止慢性阻塞性肺部疾病及哮喘發作，另外，補充嗜酸乳酸桿菌對肺癌患者似乎有所助益；以上說明腸道菌群可以影響肺部免疫，肺部菌群也可以影響腸道免疫，造成疾病；這些表現或許是出於「肺 - 腸道共同黏膜免疫反應」的影響─免疫細胞遷移決定了不同器官的免疫反應，因此腸道菌群受免疫的影響不僅局限在胃腸道的黏膜上，也會因腸道黏膜通透性的增加，導致腸道以外的遠端器官也會受影響，包括遠端的肺黏膜部位；此外，腸道菌代謝物也可能刺激腸道以外的部位，產生免疫影響；因此，身體肺部和腸道間存在著雙向相互影響，彼此間也存在著穩定生態平衡關係；這種表現類似於，近年來，特別強調的「腸 - 肺」軸線 (gut-lung axis) 雙向的交互影響。（如下圖所示：）

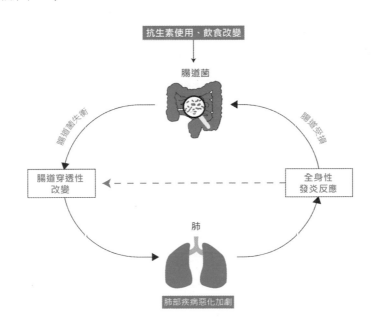

至於，腸道菌是何因素造成對呼吸道疾病的影響呢？

1、腸道菌免疫反應：主要由於腸道菌菌種組成改變會影響腸道外免疫淋巴 T 細胞的數量和分化，也影響全身發炎免疫反應的調節，例如，氣喘發作，常因減少了有益菌株，如，棲糞桿菌和毛螺菌，因此減少了一些短鏈脂肪酸、丁酸的產生，由於短鏈脂肪酸產出受影響，造成抗發炎效能降低，腸道穿透性受損增加，血液中免疫細胞的調控及發炎細胞激素白介素的分泌變增強了，再藉由循環移轉至腸道以外的器官，導致調節過敏反應的淋巴 T 細胞數量減少，身體的免疫功能因此下降，呼吸道對抗外來抗原或菌種的能力也會下降，致使身體容易受感染；在一些研究上也發現，補充鼠李糖乳桿菌、乳雙歧桿菌和短雙歧桿菌等益生菌似乎可降低免疫細胞引起的過敏反應，這似乎表明了穩定腸道有益菌對於維持穩定肺部免疫過敏反應是重要的；這些短雙歧桿菌和鼠李糖乳桿菌也具有降低肺部發炎反應、改善慢性阻塞型肺病效果；其他實驗上，也發現經由抗生素處理的老鼠，病毒引起的呼吸道感染出現增加，死亡率也相對提高，其中呼吸道和腸道中的輔助型 T 淋巴細胞數量明顯降低，這可能因腸道菌組成失衡，以至於影響到腸道的穿透性，致使肺部容易感染，有時也容易造成癌症發生。

2、腸道菌代謝物影響肺功能：腸道菌產生的一些代謝物，如短鏈脂肪酸，這些物質可以通過腸道壁進入身體循環系統，參與調節肺部的免疫反應，尤其對於吸菸者來說，有益作用更為顯著；實驗研究已證明高纖維飲食可以調節免疫的作用，藉由降低發炎指標，如 C- 反應蛋白和白介素 6 細胞激素，的水平，進一步改善肺功能和降低死亡風險。

總之，罹患的慢性阻塞性肺病常出現腸道菌種的失衡，菌種多樣性降

低，不良的菌種的持續增多，腸道菌代謝物改變（短鏈脂肪酸的減少）等，造成細胞發炎激素的大量分泌，身體免疫力下降，由於這些因子的影響，使感染機會增加及疾病惡化，特別是在抽菸因子或空氣污染物質的推波助瀾下（因抽菸改變腸道菌多樣性及免疫防禦力）；現今，愈來愈多的證據顯示健康飲食、腸道益生菌的平衡維持及確保短鏈脂肪酸的均衡產出，確實可以改善肺功能，預防及治療呼吸道疾病，降低肺部疾病的死亡率，相信，在可預見的未來，腸道菌的介入療法，實在值得重視。

B. 腸道菌—慢性腎臟病與高尿酸

雖然，三高常導致心臟缺血、心肌梗塞、心臟衰竭等心血管疾病的發生，但是心血管動脈粥狀硬化發現也會導致腎臟受損，影響腎臟功能及疾病的惡化，這為何呢？

首先，需了解什麼是，正常腎臟構造與生理功能？

正常人有兩顆腎臟，位於後腰部脊椎骨旁，外形大小如蠶豆狀—約拳頭大小，每顆腎臟重量約 125-150 公克。腎臟基本結構單位是由許多腎元組成—約由一百萬個腎元組成，每個腎元由腎絲球及腎小管二大部分組成。其中，腎元具有過濾清除體內代謝廢物如尿酸、尿素氮、肌酸酐等、還可調節體內水分及電解質如鈉、鉀、鈣等的平衡，讓體內酸鹼度維持衡定，最後形成為尿液（人一天大約製造 1500-2500cc 的尿液）排出，另外，也具有調控血壓等的多項功能。

然而，正常腎臟若受損超過三個月，導致其結構或功能受損，無法恢復正常稱之為慢性腎臟病；主要依據腎絲球過濾率 (GFR(Ccr)ml/min/1.73m2) 值，（正常值 90~100％ ），來判斷分類腎功能正常與否，可是腎絲球過濾率值必需依據年齡、性別及血清肌酸酐 (Cr) 等來綜合評估考量。依據腎絲球過濾率的變化，可將慢性腎臟病嚴重程度劃分五個階段級別：

第一期 GFR(Ccr) 大於 90 毫升每分鐘需合併有蛋白尿、血尿等腎臟損傷狀況。

第二期 GFR(Ccr)60-90 毫升每分鐘。

第三期 中度慢性腎衰竭 GFR(Ccr)30-60 毫升每分鐘。

第四期 重度慢性腎衰竭 GFR(Ccr)15-30 毫升每分鐘。

第五期 末期腎臟病變小於 GFR(Ccr)15 毫升每分鐘。

因為腎臟是沒有痛覺的器官，初期慢性腎臟病通常不會有很明顯症狀，腎臟功能 GFR 一般可維持在正常人的 60％ 以上，由於正常腎臟部分的腎功能可替代受損部份，因此可會造成代償性腎功能增高，使排尿型態出現夜尿、頻尿、輕微血尿、蛋白尿等，但是一般人在這階段會因沒有明顯症狀，而忽略繼續追蹤與治療。有時直到中後期（第三、四期），GFR(Ccr) 約在 15%-59% 左右，腎臟功能已逐漸嚴重受損，才呈現臨床症狀，如疲累、虛弱、頭昏、性功能減退，貧血等症狀，甚至有時到達腎臟病末期，患者才會有明顯症狀出現，如：體重出現上升，臉部及下肢水腫、走路會喘，有時出現些微皮癢，若腎臟無法將體內過多的電解質由尿液排出，常常會導致心律不整，心臟衰竭等併發症發生，此時，腎臟功能幾乎無法恢復，不知不覺變成洗腎病人，實在很可惜，所以須提前預防。

國衛院研究也指出，臺灣慢性腎臟病的盛行率大約 12% 左右，其實不到 10% 的病人知道自己有慢性腎臟病；臺灣腎臟醫學會也曾針對「三高」（高血糖、高血壓、高血脂）病患進行調查，發現高達 66％病患卻不知三高合併血管動脈硬化的發生會導致慢性腎病；其實，慢性腎臟病的發生反過來也會影響血管動脈硬化的進行，比較上，發現可高於非慢性腎病患者約 1.2 倍；若慢性腎臟病也合併代謝症候群時，也會加重血管硬化的發生，嚴重程度可能提高至正常族群的 1.4 倍；患者在血管硬化合併高血壓控制不良的狀況，依病情輕重，洗腎風險可能會從 3 倍增加至 22 倍；綜和分析國內洗腎患者病因，發現將近 40-

50% 左右導因於糖尿病，10% 導因於高血壓，至於，高血脂因素也參與其中，這些似乎均導因於血管動脈硬化的進行。

更值得注意的是，肥胖也會影響腎病發生，肥胖是腎臟疾病發生一個重要的潛在危險因素，這些潛在因素在前面章節，「腸道菌 - 肥胖 - 脂肪肝」 已經略有提過；因此，近年來，發現肥胖相關性腎病患者的數量大增，而且有明顯年輕化趨勢，研究發現中廣型肥胖患者，其腰臀比值越大，罹患慢性腎臟病的風險也跟著提高；因為，肥胖者體重增加導致代謝異常，常伴隨高血脂、高血壓、胰島素抵抗等，同時也使腎臟負擔加重，腎血流動力學改變，繼而增加慢性腎病發生的風險；據推測其中的可能機轉與內臟脂肪所分泌的一些發炎因子有關，造成腎絲球負荷增加及腎臟血管硬化等的加劇；另外，可利用歐洲發展出來一個內臟脂肪指數 (Visceral adiposity index, VAI) 的計算公式來加以評估，此指數已被證實與內臟脂肪的比例及肥胖的諸多併發症呈高度相關，甚至比腰臀比、腰圍等參數更具代表性，值得參考；目前國際間雖無 VAI 的正常標準切點值，但常以 VAI 數值 >3.7 為切點，表示異常，和正常者相比較下結果發現，VAI 越高的人，其血壓、空腹血糖、血脂水平就越高，而男女兩者之間也有所差異，可能是因為脂肪增加時，女性大部分堆積於皮下，主要由於賀爾蒙的影響，而男性較常堆積於內臟周圍，所以 VAI 異常值出現男性比值略高於女性，統計上也發現若內臟脂肪指數 VAI 異常 >3.7 時，約可預測得慢性腎病 (腎絲球過濾率 <60) 的風險會高出 1.5 倍，這也顯示肥胖和腎臟病的發生有高度的相關性，此研究已報導於 2018 年 3 月國際 「腎臟營養學雜誌」 的期刊上，因此，那些已達到肥胖指數標準的患者須提早注意，

尤其注意蛋白尿出現與否，這是判別腎病變有無的一種指標，總之，一半以上的腎病患者早期通常無明顯症狀，所以應該提前加強慢性腎病的防治，以可避免進入洗腎不可恢復的哀嘆。

然而，有些人常提起高尿酸會傷害腎臟嗎？

首先，先認識尿酸、了解尿酸

一般認為高尿酸血症的發生，大多出自於喝啤酒、吃花生或多吃了含嘌呤類物質如海鮮類，其實，也不一定；尿酸·主要是內生性，水溶性嘌呤代謝物質，在正常生理濃度下，存在細胞外是具有抗氧化特性，特性如維生素 C，可以保護身體，對抗自由基，存在細胞內則會產生氧化壓力，且會破壞細胞，也可活化腎素 - 血管張力素系統，當血中尿酸值上升時，代表著細胞受到傷害，激活免疫發炎反應發生；由於，飲食結構的改變，發現血中尿酸值高低和慢性腎臟的患病率呈正相關性，是腎臟疾病發生的獨立危險因子；已知體內 2/3 的尿酸由腎臟排出，1/3 的尿酸由腸道排出（體內的尿酸 1/3 來源於食物，2/3 源自於體內合成），正常情況下，遇有高尿酸產出時，則會由腎臟及腸道調節排出；但當腎功能不良時，常導致血中尿酸排出困難，其實，一般腎絲球過濾率值降低至 5%-20% 時，才會有高尿酸血症出現，所以，高尿酸血症的出現常是腎臟衰竭的一項早期癥候，得小心預防。然而，高尿酸血症也常會帶來腎臟過濾功能損傷，使尿液濃度異常，出現茶色或渾濁尿、偶而帶著泡沫尿等；如果合併帶有尿酸鹽結石有時可能會導致血尿出現；許多研究也顯示，尿酸也會影響腎小球進球小動脈造成腎血管病變，加劇慢性腎臟疾病的進展，嚴重時可能出現腎衰竭，所以，高尿酸與慢性腎臟病的發生是互為因果；但是，高尿酸血症和

痛風相關性又如何呢？一些人常會把高尿酸血症和痛風的發生劃上等號，這是不對的，因並非所有高尿酸血症患者均會有痛風出現；數據顯示，只是尿酸值高，未來 5 年發生痛風的風險會較高而已，約 10%-20% 高尿酸血症患者會進展成為痛風患者；就痛風而言，又可以分成二大族群：一、原發性痛風：有一定的家族遺傳史，約 10%—20% 的患者有家族史，除 1% 左右的原發性痛風知道由先天性酶缺陷引起外，絕大多數發病原因不明。二、繼發性痛風：由其他疾病所導致，如腎臟病 (約有 1/3 長期痛風患者會引起慢性腎臟損傷，如慢性痛風性腎病、尿酸性腎結石腎病)、血液病，服用某些藥物、或攝入過多高嘌呤食物等多種因素引發而成；一般當尿酸值上升到一定高度，才會表現出痛風發作，尿酸結石等；所以，很多罹患高尿酸血症者一般沒有察覺，在體檢時，偶然才發現血中尿酸值偏高，這些無症狀高尿酸血症有可能持續 10 年以上，有的可能終身不出現痛風發作，相對來說，這些無症狀的高尿酸血症可能更加危險，更容易被忽略。

由流行病學資料顯示，高尿酸血症也是脂肪肝的獨立相關危險因素，脂肪肝的檢出率也會隨尿酸水平增高而逐漸升高；血中尿酸值越高，三酸甘油酯水平也會有增高趨勢；同時，血中尿酸高低也是高血壓發病的獨立危險因素，血尿酸升高在高血壓的發生中有一定的相關作用，臨床研究發現，原發性高血壓患者 90% 合併高尿酸血症，而繼發性高血壓患者只有 30% 出現合併高尿酸血症，顯示高尿酸血症與原發性高血壓的發生較有相關性；90% 的青年人高血壓常合併有高尿酸血症的發生 (若經治療調整尿酸的降低，大約 2/3 這些青年人高血壓病患其血壓自然下降，甚至恢復正常)，這也與青年型高血壓性腦出血發生率似

乎有密切的關係，實在值得注意；事實上，高尿酸血症患者發生高血壓的風險是會增加 81%，所以，大多數病人一旦診斷出原發性高血壓時，慢性腎臟病已經進入第一期或是第二期了，且約高達 40% 的病人已經出現蛋白尿問題，由於蛋白尿會對腎小管產生毒性，容易導致腎小管萎縮和腎間質纖維化，最終加劇了腎功能惡化，所以，發現罹患高血壓後約在 10-15 年左右，其中約有 2-5% 患者會進展成為末期腎臟病，因此，須早期預防，避免腎臟病加速惡化發生；同時，高尿酸血症患者中也會合併有 20-50% 糖尿病發生的風險，25% 的糖尿病患者又會合併高尿酸血症的發生；其實，高尿酸的發生也和動脈粥樣硬化發生的致病率二者呈現密切相關，其原因也由於當血中尿酸濃度增高時，尿酸結晶容易沉積於血管壁上，引起血管發炎反應，直接損害血管壁內膜，促進動脈粥樣硬化形成，也容易造成慢性腎臟損傷及帶來併發症的發生；所以，發現高尿酸血症患者罹患冠心病和發生腦中風風險會比正常人高出 3 倍，尿酸值越高，急性冠心病及併發症的發生也越嚴重，預後也越差，另一方面研究也指出，血中尿酸水平升高與心律不整心房顫動的發生有正相關，此因容易發生血栓（安靜性）腦中風，特別在女性患者身上；因血中尿酸值水平與大腦白質病變（如，腦萎縮）的嚴重程度呈正相關，加上容易發生腦中風，所以，也可能增加血管型失智發生的風險，另外，高尿酸血症也會增加癌症發生風險，因高尿酸會降低身體免疫力，降低免疫細胞吞噬病毒、細菌和腫瘤細胞等能力，從而增加癌症病變發生的風險；因此，隨著生活水平的提高和飲食結構的改變的今日，尤須注意高尿酸血症、腎臟的加重惡化及合併動脈粥樣硬化的發生，但尿酸值也不能降的太低，太低時

會增加神經退化性疾病的發生，如：阿茲海默症、失智及巴金森氏症
等。（如下圖示：）

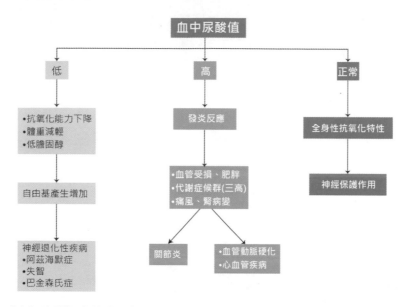

其實，判定腎臟功能好壞及預後情形，傳統上，我們大多以血清生化
中的肌酸酐及腎絲球過濾率高低來決定，至今仍被廣泛使用。現今卻
發現腸道菌似乎也可以用來預測未來慢性腎臟疾病的預後指標，主要
機制上還不很清楚。

那，腸道菌又如何影響腎臟病及尿酸呢？

已知氧化三甲胺和一些腸道代謝物有毒物質均靠腎臟清除，當腎功能
正常時，腸胃道菌落共生可以達到平衡，腸胃道上皮細胞接合良好，
體內可以維持良好的免疫調控，尿酸濃度在体內可以維持平衡；可是
當老化動脈粥狀硬化發生時，出現腎功能不良，腸胃道內共生菌的生
長平衡被破壞，含尿素酶的菌群過度生長，導致腸氨產生增加，還有
其他重要的代謝產物，如，硫酸吲哚酚、硫酸對甲酚、氧化三甲胺、

同半胱氨酸，均是重要的腎臟毒素物質，這些物質產出過高時，對腸道以及身體其他器官均有損害，特別這些毒素物質也容易造成胃腸道黏膜水腫，使腸胃道上皮細胞間喪失緊密接合能力，對飲食蛋白的吸收能力也隨著下降，因此導致更多的蛋白物質在大腸腐敗菌作用形成更多的氨代謝毒素產物， 若加上，不好的腸道菌所分泌的內毒素可穿過腸道黏膜，吸收進入全身循環遊走，容易引起全身性發炎反應，接著造成其他器官組織的傷害，甚至，加劇腎衰竭或其他心血管疾病，老化，失智發生，更有研究指出慢性腎臟病若兼具氧化三甲胺上升患者，其死亡率會比正常沒有慢性腎臟病患者增加 2.8 倍的風險，又有研究也發現洗腎患者其血中氧化三甲胺量常高出初期至中期腎功能異常患者 40 倍之多，因而容易導致死亡率增加；在過去歷史上（早在幾個世紀前），也曾嘗試使用腸道灌洗，或者，結腸透析療法（至今這些方法仍沿用），可幫助病患排出尿素氮腎毒素物質，目前人們也使用一些腸道吸附劑來增加血中尿毒素的排出，以延長生命；近年來，實驗發現給予好菌益生菌似乎可改善尿毒症患者腸道菌群的穩定，且有效地降低體內血中尿毒素水平，例如， 在 2003 年，Ando 等人的研究 也發現比菲德氏龍根菌 (Bifidobacterium longum)/ 雙歧桿菌可以降低慢性腎臟病的進行；在一些慢性腎臟病第三、四期患者實驗上發現，給予超過 6 個月 Lactobacillus acidophilus、Streptococcus thermophiles 和龍根菌腸道菌組合治療，似乎可以降低尿素氮及改善生活品質；其實，不管什麼方法，改善腸道氨的代謝（尿毒素的增加）與維持腸道菌群穩定，才是重要；以下說明腸道菌對腎衰竭尿毒症患者有益的影響：

1. 腸道菌所產出的短鏈脂肪酸具抗發炎，避免氧化壓力及改善細胞粒線體的生合成，減低對腎臟上皮細胞的傷害。

2. 增加含氮化合物：尿酸、尿素等，在腸道轉變排出，也有降低及抑制蛋白尿的發生與進行。

3. 可降低腎素的分泌，降血壓，緩和慢性腎臟病的惡化。

一般在末期慢性腎臟病患出現腸道菌變化，如 厚壁菌門、放線菌門、變形菌門菌種 數量增多；至於，厭氧菌，如 Sutterellaceae、Bacteroidaceae、Lactobacillaceae，在數量上出現較少；有些研究發現，如 Parasutterella、Rothia、Olsenella、Paraprevotella、Lactococcus 和 Helicobacter 腸道菌量（ 數量上增加）與慢性腎臟病的嚴重度呈正相關性，其中，腎臟毒素物質 （硫酸吲哚酚、硫酸對甲酚、氧化三甲胺） 產出增多，也與 Clostridiaceae、Enterobacteria、 Pseudomonadaceae、Bacteroides 的數量增多有關；至於，好菌的出現，如 Lactobacillus、Bifidobacteria、Olsenella 和 Paraprevotella/Prevotellaceae 腸道菌量和血中尿素氮、肌酸酐呈負相關性，也和腎絲球過濾率呈正相關性，似乎與降低腎臟毒素有關；其中，Lactobacillus plantarum 也證實可以降低同半胱氨酸量，降低心血管疾病風險；至於，Akkermansia muciniphila 菌，它是重要的防止腸黏液降解細菌，可增加腸黏膜厚度，也可以保護腸道障壁避免破壞，具有保護腎臟效果和嚴重慢性腎臟疾病的發生呈現負相關性；有趣的事，在洗腎病患中特別發現雙歧桿菌菌種似乎也可以降低患者血中硫酸吲哚酚含量，並可適度的改善腎臟功能；在洗腎病患給予 Lactobacillus casei、Bifidobacterium breve 菌

種，可使血中毒素 - 硫酸對甲酚濃度下降，降低腎臟病變的惡化；這一切變化主因可能跟腸道短鏈脂肪酸有關，它可以提供腸道上皮的營養及也是能量來源，也可維護腸道防禦效能，可降低嚴重的發炎反應及強化大腸蠕動功能，因為一般慢性腎臟病人不能製造出適當的短鏈脂肪酸，特別是丁酸出現減少，如 Roseburia、Ruminococcaceae、Coprococcus、Bifidobacteriaceae、Baceroidaceae、Lactobacillacee 和 Prevotellaceae 腸道菌種減少，但出現過多的 Proteobacteria、Lachnospiraceae、Enterobacteriaceae 和 Corynebacteriaceae 腸道機會菌種，這些菌種消長，反而促進發炎反應與疾病的形成，進而加重慢性腎臟病惡化；由於腸道菌種在慢性腎臟病患體內平衡改變，使血液中同半胱氨酸、三甲胺及氧化三甲胺毒素物質排出減少，反而造成血清存留過多的同半胱氨酸、氧化三甲胺，最後引起腎臟損傷及加劇心血管疾病的發生，在美國弗雷明漢心臟研究中心 (Framingham Heart Study) 追蹤 8 年的研究也發現腸道菌所致的氧化三甲胺確實具有腎臟毒性，認為將來可作為腎絲球過濾率的替代預測指標，更可作為慢性腎臟病進展的預測及治療的指標；在實證醫學方面，特別是糞便中腸道好菌 Akkermansia 或 Lactobacillus 量的多寡變化，似乎也被當作—可靠性的預測及治療的指標；其他方面，在腎結石與慢性腎臟病的發展過程中發現，也因糖分氧化代謝及腸道菌作用，導致草酸生成增加，容易加劇草酸鈣腎結石的形成—最常見的結石，而 Klebsiella 腸道菌則特別容易影響腎毒性的增加與腎結石的形成，至於，某些腸道菌，如 Oxalobacter formigenes、Lactobacillus spp. 和 Bifidobacterium spp. 似乎能代謝草酸降低

腎結石的形成，這說明腸道菌在降低腎結石形成過程中似乎也扮演保護角色；至於，在高尿酸血症方面，也常由於腎臟功能及腸道排泄異常，容易造成腸道菌的失衡，患者會使 Flavobacterium、Myroides、Oligella、Corynebacterium、Alcaligenaceae 等腸道菌種明顯增加，而 Blautia 和 Roseburia 產生短鏈脂肪酸（尤其是丁酸）的腸道菌種明顯減少；由此可見，保持腸道菌的平衡生長是相當重要，除可以降低腎結石、改善高尿酸血症、也可延緩慢性腎臟病惡化，降低血管動脈粥樣硬化、心血管疾病、腦中風、失智或癌症等發生的風險。（如下圖示：）

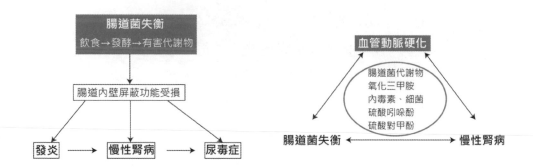

5

動脈硬化、老化、腸道菌
的精準追蹤檢測

　　正常下，人老化是自然的變化，並不是疾病，是漸進性的表現；當身體衰老時，體內出現衰老細胞(cellular aging 或 cell senescence)，這是生物個體衰老的基礎，生理上呈現生長停滯的表現，最終導致細胞死亡，器官功能也漸漸不良，由於它的來臨又常伴隨著與許多慢性病、老年性慢性疾病的發生，如動脈硬化、失智等，實在值得重視；但老化的發生，要如何得知呢？目前已知有兩個重要因子被認定與細胞老化有關，一是端粒長度的縮短，其他重要原因如氧化壓力合併粒線體的減少、基因不穩定、和表觀基因或外泌體的影響（如下圖示:），這些因素均可直接或間接影響細胞的老化及個體的老衰；由於，腸道菌的生長發展又與老年性慢性疾病或神經退化性疾病、失智等息息相關，而這些疾病的發生均與端粒長度、粒線體數目／效能的減少有關，因此，應該定期進行以上的相關檢測分析（**本公司─豐群生技公司有此項服務**），或許能更精準的達到預防疾病效果及作為疾病治療後的後續追蹤判斷。

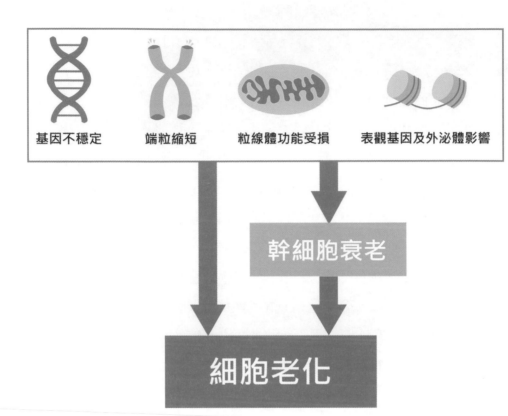

基因不穩定　　　端粒縮短　　　粒線體功能受損　　　表觀基因及外泌體影響

幹細胞衰老

細胞老化

A. 端粒長短測定─壽命長短及癌症好壞之預判

端粒（Telomere）的命名由來，起始於 1930 年代，赫爾曼・馬勒
（Hermann Muller）和芭芭拉・麥克林托克（Barbara McClintock）
兩位學者分別在研究果蠅和玉米時，發覺了染色體的末端會出現比較
膨脹且緊實的結構，他們將這個結構命名為端粒；於 2009 年經過伊麗
莎白・布萊克伯恩、卡羅・格雷德、傑克・紹斯塔克三位學者，對
於端粒和端粒酶的研究作出極大貢獻，因此獲頒諾貝爾生理醫學獎，
在他們不斷的研究下發現細胞端粒的長度能夠預測出人壽命的長短，
同時也發現端粒是疾病及早期死亡的重要決定因子，由此解開了細胞
老化及人類壽命有關之謎：正常人類細胞的生長週期可分為 G、G1、S、
G2、M 五個發展週期，當人類細胞衰老發生時，細胞進入一種不可逆的
生長停滯狀態，研究發現若未能通過 G1/S 週期點的細胞將退出細胞循
環週期會走向衰老；然而在衰老的過程中，有一值得重視的 DNA- 蛋白
質複合體，叫端粒，主要由 DNA 以 TTAGGG/CCCTAA 基因密碼簡單的串
聯重複序列組成，約有 3000 次重複及一些結合蛋白組成特殊結構，構
成了類似「帽子」的結構，存在於染色體末端，有時端粒又被稱為細
胞的分子時鐘，它具有保護染色體，並且與細胞凋亡、細胞轉化生長、
壽命長短及癌症細胞的發生有密切相關；其實，一般在細胞分裂過程
中，若沒有特殊的 DNA 聚合酶 - 又名端粒酶、幫忙完成複製，端粒會
逐漸變短，端粒酶是一種由 RNA 核糖核酸和蛋白質組成的核糖核蛋白
酶，常見於生殖細胞和腫瘤細胞等細胞中，參與端粒的延長；但是一
般正常的體細胞則缺乏端粒酶或端粒酶活性很低，故每一次次的細胞

複製分裂發生時，染色體上的端粒會逐漸變短，隨年紀增長，老化發生，端粒長度每年會縮短 15 個鹼基對，當端粒長度縮短到某一特定長度時，便失去保護染色體的作用，無法繼續維持染色體的穩定，此時細胞走向凋亡、老化或與癌症發生有關；舉例來說，通常血球細胞的端粒若過短，細胞愈早出現老化，其他組織如血管內皮細胞的端粒也會相對變短，內皮細胞更新能力轉趨降低，血管內皮細胞漸漸受損，內層就會變得粗糙，血流也會不順暢，此時發炎細胞也容易黏附在動脈內層不規律的壁上，造成膽固醇沈積停滯，動脈內層壁上斑塊形成，假如血管內層的血栓斑塊脫落，就會造成動脈栓塞，（其實，在容易生成斑塊的血管組織中，研究人員也發現，細胞端粒也是呈現變短）；若阻塞地方發生在冠狀動脈血管中，就容易造成心肌梗塞；一般白血球細胞的端粒長度變短時，未來罹患心血管疾病機率就高出正常人的 40％。至於有關一些肺部疾病：氣喘、慢性阻塞性肺病、肺部慢性感染及肺纖維化，肺功能不佳造成呼吸困難的患者，發現他們血液中免疫細胞及肺部細胞的端粒要比健康的人來得短；有肺纖維化的病人，端粒受損的情況發現更加嚴重，另外，免疫細胞出現相對老化時，也會促發發炎反應生成，因此造成肺部更負擔，使肺部功能更差；許多不幸罹患肺纖維化的人，由於他們的端粒維持機制出了狀況，如基因突變發生，因此癌症也容易發生；一般研究也發現當老化時，體內（骨髓、脂肪、血液）幹細胞也容易老化，端粒也會縮短，組織再生修復能力下降或不足，以至於，也會出現較高罹患癌症的風險或容易產生其他慢性病，如老衰、骨質疏鬆症、糖尿病、心血管疾病及增高死亡率等；雖然，端粒長度的長短變化，是病理性疾病的進展、是癌症及

老化發生的指標，但端粒長度是可以改變的一意指延緩縮短及延長，可作為身體健康與否的判斷，(如下圖示：年老患者經保養、治療後，端粒延長了)至於，端粒(telomere)長度測量方法，一般來說，有 Terminal restriction fragment(TRF)、FISH、STELA、WGS、qPCR 及南方墨點法等，多種方式測量，不過現在幾乎採用以 qPCR 方式進行長度測量，詳細說明，請參閱筆者著作《不失記憶的藏庫密碼》一書。

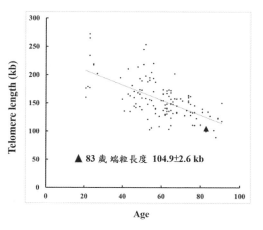

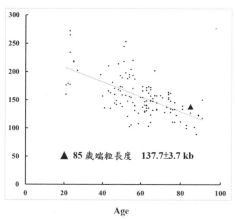

B. 粒線體 DNA 拷貝數目及損傷的檢測—身體細胞健康指標

那麼，什麼是粒線體，與老化、慢性疾病有關？

粒線體是細胞製造活性氧及能量產生的主要場所！

粒線體是人類細胞的發電廠，體內組織每個細胞有數百至數千個粒線體，是負責執行身體細胞重要生化功能反應的細小胞器（organelles）；1857 年，瑞士解剖學及生理學家·科立克，在肌肉細胞中，發現了顆粒狀結構，這是細胞粒線體的發現者；1913 年，德國生物化學家沃伯格，成功完成粒線體的提取及分離，得到一些參與氧反應有關的呼吸酶；在 1923-1933 年，英國生物學家，大衛發現了粒線體內的電子反應物質—細胞色素，參與電子氧化還原反應；沃伯格於 1931 年，再因粒線體內「呼吸反應酶特性及作用方式」的發現，可以製造腺苷三磷酸 ATP（adenosine triphosphate）—是一種能量的表現，因進一步了解到細胞粒線體對身體能量的產生是非常重要的胞器，故獲得諾貝爾生理學或醫學獎授予。其實，不同的物種組織細胞內粒線體的數量，差異是很大的；動物和人體內不同細胞內所含粒線體數目有數百至數千個不等的差異，如，肝臟細胞中有 1000-2000 個粒線體；粒線體也是除了細胞核之外是唯一擁有遺傳物質（粒線體 DNA）的胞器，而且還可以進行 DNA 複製、基因轉錄及蛋白質合成，每一個粒線體通常有 2-10 個粒線體 DNA 的拷貝數量 (mtDNA copy number)；一般來說，細胞中的代謝能力取決於該細胞粒線體數量，代謝活動越旺盛的細胞粒線體含量越多；由於，人體細胞粒線體是進行氧化還原

反應製造腺苷三磷酸 ATP 能量產生的主要部位，大約有 90% ATP 細胞能量由粒線體產生，但是為了產生 ATP 能量，粒線體也必須消耗氧氣；據估計，細胞內 90% 的氧分子消耗也都為粒線體工作時所使用，由於，粒線體本質上就是一個高度好氧的胞器，所以，當慢性病或老化發生時，粒線體數量出現減少或功能性降低時，細胞內氧氣代謝就會出現問題，最後身體無法維持正常功能運作，健康也出現狀況。

粒線體也是體內自由基製造生產最主要的地方，也是老化疾病出現的根源！

粒線體在執行呼吸電子傳遞鏈氧化還原反應過程中，除了會產生能量 ATP 外，可是也會連帶產生過氧化氫（H_2O_2）、超氧陰離子及氫氧離子（HO.）等活性氧分子，全是代謝反應產生的副產物，也是一群自由基，又稱 ROS（reactive oxygen species）；其實粒線體可說是人類和動物細胞產生 ROS 最主要的地方，雖然有一些 ROS 及其他自由基被證實在維持體內正常生理功能扮演一重要角色，但因具極高度活性，非常不穩定，當這些不穩定的 ROS 自由基，當產量過多時便會藉由氧化作用破壞體內組織細胞，進而引發疾病；話雖如此，但人體內卻早就存在與生俱來，能夠消除這些具傷害性且不穩定的氧化自由基防衛系統，例如，細胞本身已存在的抗氧化物質（如、維生素 C 和 E）和細胞內清除自由基酵素，如，過氧化氫酶（catalase）、超氧化物歧化酶（superoxide dismutase，SOD）及穀胱甘肽過氧化酶（glutathione peroxidase）等，可中和而減低自由基毒性，因而降低自由基對細胞所造成的傷害。但當細胞產生過量的活性氧分子自由基或因個體老化抗氧化酵素系統不平衡或減弱時，這些活性氧分子自由基無法被有效

清除，就會引發氧化壓迫（oxidative stress）現象，發生細胞脂質過氧化（lipid peroxidation）反應，會再產生更多的活性氧分子自由基，使細胞膜、粒線體 DNA 及細胞核內的 DNA 分子等，皆會受到這些自由基攻擊而發生基因變異 (DNA 鹼基受到破壞)，一般粒線體 DNA 的突變機率，約略高於細胞核內 DNA 突變機率 10 倍，當這些粒線體 DNA 變異量達到一定比例數目以上時（一般細胞會有自噬功能，自我清除細胞內不良或多餘產物，達到自我修復保護），但當粒線體內在功能來不及修復這些突變 DNA 時，粒線體就無法正常的運作，致使身體能量 (ATP) 無法正常產出，體內氧化自由基產出也會因此大量增加，同時加劇破壞細胞內功能的運作，卻像溫水煮青蛙一樣，慢慢地，因自由基氧化壓力的累積，導致細胞蛋白質脂質氧化，蛋白質變性聚集，發生粒線體 DNA 的突變及細胞凋亡，這全多被視為是人體細胞功能衰退、老化或導致癌症發生的主因之一；例如，在一群接受血液透析治療的尿毒症的慢性病長者，疾病本身因會產生大量的自由基，這些患者本身的血球細胞內抗氧化性物質含量（包括維生素 C、E) 及清除自由基酵素活性，如過氧化氫酶、超氧化物歧化酶、及穀胱甘呔過氧化酶等，似乎都比正常健康人明顯降低，以至於患者血中脂質過氧化物含量及氧化壓力自由基所導致的 DNA 氧化損傷產物通常也較正常人高，由於細胞內抗氧化特性物質降低及自由基清除酵素系統功能不良，終究導致有害物質與抗氧化物功能間的失衡，所以容易造成細胞內（特別是粒線體）的 DNA、RNA、脂質及蛋白質等基因分子的變異與破壞，因此，這類患者比較容易加劇老化及合併許多併發症發生；近十餘年來，許多研究顯示粒線體產生大量破壞性的自由基，可加劇血液中低

密度膽固醇—壞的膽固醇，的氧化反應，對血管壁造成破壞，也是加
重動脈粥狀硬化發生的另一重要致病因素；另一方面，對體內幹細胞
的粒線體功能也會因老化或動脈粥狀硬化造成低下，促使組織細胞再
生分化能力下降一研究也證實代謝性或退化性疾病患者的幹細胞常出
現粒線體異常，間葉幹細胞進行分化的能力也降低，也影響細胞分化
後的代謝功能，接著因此衍生許多老化、慢性相關疾病的發生，例如，
誘發胰島素阻抗，代謝症候群、心血管疾病，及一些神經退化性疾病、
巴金森氏症、阿茲海默症、失智和癌症等的發生，但這些疾病的發生
也都必須透過粒線體功能檢測才能做出適合判斷及臨床診治；因此，
須要提早預防，設法保護粒線體功能，才能減少損傷及破壞，也才可
以達到延緩老化、減少老化慢性疾病的產生。（如下圖示：經治療後，
粒線體 DNA 拷貝數量改善了）。

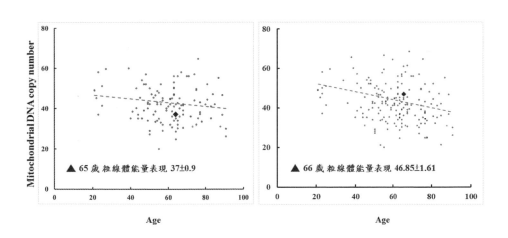

目前，粒線體 DNA 拷貝數目的檢測應用方法，以下三種分析方式較為常見：

1、q-PCR 分析

2、**微陣列晶片分析**，Microarray

3、**次世代定序分析**，Next-Generation Sequencing（NGS）

C. 次世代定序—腸道菌

近幾年，腸道菌或代謝物大多只著重於消化、內分泌、代謝和免疫系統影響的探討，但對於老年慢性病愈來愈多的今日，「腸道衰老」的概念也因此而生，實際上，當身體細胞開始衰老，所謂腸道老化現象也隨之發生，腸道內接著出現好菌及壞菌失衡，益生菌減少，壞菌變多了，這是一種腸道衰老現象，因此，在臨床上似乎可透過腸道內各種腸道菌群的平衡程度，腸道內菌種的豐富性、多樣性變化與身體生理機能的改變，來判斷腸道的老化程度及疾病發生的可能性，這些數據可作為一種反映體質的健康狀況，這也可決定出人未來的健康與否。因此，腸道菌現今的相關研究已透過基因體學、蛋白質體學、代謝體學等技術，展開探究存在人體內不同種類的腸道菌種到底會發揮著什麼作用、會有什麼機制，好菌、壞菌的比例又如何影響人體健康、腸道菌間在人體的交互作用又存在什麼問題，這些都需要進一步的研究與探索；目前，隨著檢測技術的進展，腸道菌不需經過培養（傳統上需經過培養，才能進行分析），複雜的腸道菌組成菌相分析，已可改採用目前較簡單常用的快速篩檢分析檢測方法，主要是次世代 DNA 定序（Next-Generation Sequencing，NGS）方法，由於腸道菌不同組成（簡稱菌相），不同菌體上的 DNA 也因此不同，可以透過 NGS 定序方法，才能順利進行所謂菌相組成分析，所得資料主要有兩種項目，第一種是根據菌相組成特徵進行分析，常見的分析項目包括腸道菌相量、菌相多樣性、腸道菌相年齡、以及腸道菌相健康比重分數等，第二種是疾病風險，利用腸道菌在基礎與臨床研究下的精準醫療，例如，了

解埃格特氏菌、厭氧球菌、嗜膽菌與年紀老化發生成正相關性；研究
也發現嗜黏蛋白阿克曼菌、埃希氏菌、梭狀芽孢桿菌、脫硫弧菌、黑
臭桿菌、副桿菌菌、丁酸梭菌、和格特氏菌，這些菌種發現在老年人
出現較多；相反的，普拉梭菌、普雷沃氏菌和擬桿菌，這些菌種發現
在老年人出現相對減少，再進行腸道菌的組成差異與疾病發生的關聯
性評估，以及分析患者在不同疾病下，腸道中存在不同菌相與健康者
之間的差異性，希望透過與族群資料庫比對，能夠有效偵測出未知疾
病與菌群的關聯性，然後，提早進一步調整腸道菌平衡，達到預防疾
病及衰老的發生，其實，在未來精準醫療的發展上，透過了解個體腸
道菌的差異，良好的精準醫療評估，也將是對於預防疾病發生不可或
缺的基礎。

6

腸道菌與健康調理
——中醫藥分子生物觀點

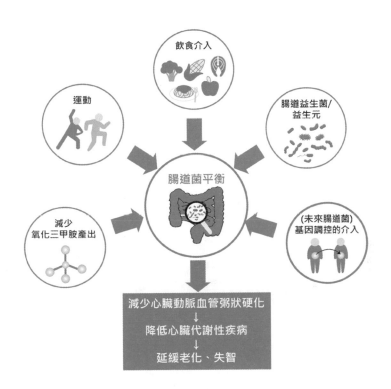

現今或許認為 DNA 基因表現對人體健康是一種不可調控制的因素，是「先天、宿命」嗎？其實，基因的表現形態是與飲食有關，飲食也可以依據個人基因 (所謂的「體質」) 去改變，例如，以上所述說的飲食 (紅肉量，或者其他物質) 等，可以透過腸道菌產出不同含量的氧化甲基胺，而影響身體心血管疾病的發生；這些產物也會反過來影響腸道菌組成及多樣性的變化；腸道菌的改變；人體腸道每天必須消化、吸收以提供體內細胞與各器官足夠的養分，一旦身體的細胞開始衰老，腸道功能也將隨之老化，一旦出現腸道老化，腸道內有益菌及壞菌就開始出現失衡，益生菌減少，壞菌叢生，以致於腸道衰老現象更嚴重，身體健康也接著出問題，實際上，不正常的生活習慣扮

演著重要的影響角色，如偏食、節食、時常外食、睡眠不足、上廁所時間不定等；或精神壓力過大，均會造出體內腸道內菌群間的平衡狀態受破壞，導致衰老變化；2015 年的科學期刊，特別以封面標題強調「為什麼我們會老化？」指出腸道菌群是其中一項與老化有關聯性的重要因子，指出腸道菌群會參與調節老化的免疫力低下、肌少症，以及認知功能障礙；其中腸道菌的代謝物是參與的重要角色。因此，要延緩老化、防止慢性疾病的加速發生，維持腸道完整性，維持良好的腸道神經系統調節，良好的腸腦軸線以及有益飲食是重要的；就老化、慢性疾病本身而言，有許多藥物似乎可以治療已發疾病本身，但仍有不足之處，正常情況下應該提早預防疾病的發生，才是！至於，市面上大肆廣告補充大量益生菌，好像對身體有很多好處，其實不然，身體的健康與否是需講求身體腸道菌（好菌、壞菌、共生菌）的平衡，若外加益生菌，不是只一昧的補充才是，需有針對性的補助才可，多吃似乎有害、吃法不對、也無用，益生菌確實有助健康，但如何服用益生菌才較為適當？建議如下：

1、宜低溫服用，不宜熱水沖泡服用，在高溫下，活性會被抑制。

2、最佳的服用時間點是在飯前或進食時服用。

大部分的益生菌都不耐酸，在飯後 3 個小時後胃酸酸鹼值開始下降變更酸化，此時服用益生菌容易被破壞，故最佳的服用時間點，建議在酸鹼值略為升高時一大約在飯前 30 分鐘或三餐進食時一起服用。

3、創造且調整優質的腸道環境，避免不健康的飲食習慣，避免和含糖飲料、汽水、果汁、咖啡、油炸、高鹽食物等一起服用，造成益生菌不易停留在腸道內，且會降低活性。

4、防止抗生素或類固醇的干擾（兩者最好間隔時間 1 小時以上）。

建議服用時間最好與抗生素或類固醇服用時間相隔至少 2 小時以上。

5、補充多樣菌種（最好 5 至 6 種以上）比單一菌種為佳，一般植物性
乳酸菌較動物性乳酸菌為佳。但長期過量益生菌攝取，可能造成代謝
失調，宜注意過量問題；一般服用 3 個月後才後出現效果。

而目前有許多研究指出合適的養生飲食療法或中醫療法再加上目前的
標準西方療法，且也證實可以改善大部分的慢性心血管疾病，所以，
平時我們又該注意些什麼才可能達到預防效果呢？以下針對腸道菌平
衡，可分二方面來加以討論：

A、腸道菌―飲食養生調理

B、腸道菌―中醫藥與運動養生

A. 腸道菌—飲食養生調理

老人的健康飲食其實和腸道菌的平衡脫不了關係，已知，過量的蛋白質及高脂食物均有害健康，然而，一般西式飲食，卻是一種富含紅肉、高蛋白質及高脂食物，紅肉富含血紅素鐵具有催化氧化作用，其他還有一些引起發炎反應物質，如，飽和脂肪酸、膽鹼和肉鹼（紅肉中肉鹼的含量約是白肉的 4 倍），這些物質均會促進壞菌的生長，次級膽酸的產生，其中，紅肉的動物蛋白也會加劇影響糖尿病的醣基終產物（AGEs）的增多產出，研究上已經證實醣基終產物增多及血中三甲基胺氧化物增多均會導致血管內皮細胞損傷，尤其，會使糖尿病患者血管病變加劇惡化，發生心臟血管疾病的風險，會明顯增加 2.5 倍，包括中風；過多的富含動物蛋白飲食或含鐵質食物，如紅肉，加工穀物（如燕麥粥）和吸煙等，也均會增加體內鐵含量及體內自由基的生成，因而破壞腸道菌結構的完整性，增加腸道的穿透性及增加壞菌的生長和腸癌的發生；另外，台大內科與食科所教授團隊也共同發現，不同的飲食習慣可以影響腸道菌對氧化三甲胺產量，例如，葷食者比素食者對氧化三甲胺產量約高出 10 倍；然而，人天生基因的不同對於腸道菌的氧化三甲胺產能也有一定的影響，有的人天生就會有較高的氧化三甲胺產能，因此，這些人更應該避免攝食過多紅肉，研究發現，若能把紅肉變成白肉或非肉類飲食，約在 1 個月後就能顯著降低三甲基胺氧化物濃度水平。不同研究也指出過多的高脂食物，除了會增加血中及大便醋酸量，也會誘發胰島素及飢餓激素 ghrelin 的過度產出，同時造成體內發炎反應增加，也造成食慾更增加，更想吃東西，以至

於肥胖發生，腸道菌種分類也會改變，其中，有益腸道的相關菌種也出現減少，例如，乳酸桿菌、雙歧桿菌、擬桿菌、梭狀芽孢桿菌和嗜黏蛋白阿克曼菌等好菌出現減少，而那些所謂的壞菌，例如，脫硫弧菌卻增加了；同時，平日食用的飲料，富含大量果糖（容易造成肥胖、脂肪肝），所以容易導致厚壁菌門、變形桿菌和致病性螺旋桿菌壞菌菌種明顯增加，擬桿菌菌種出現減少，這些菌種的改變就如同攝食高脂肪飲食患者，可以造成腸道屏壁效能完整性被破壞，以至於容易導致心血管疾病的發生及腦功能認知變差。

因此，建議少吃紅肉類及動物性脂肪含量多的食物，減少卡路里的攝取，因此，建議食用以蔬果、穀類為主的**高纖維健康飲食**，其中，以**地中海飲食**為最著名（如下圖示：a,b），包括大量水果蔬菜、莢果、穀類食物，橄欖油，魚，少許紅肉，這些是富含不飽和脂肪酸、多酚類食物，會提升普雷沃菌屬菌量，增加乳桿菌屬、擬桿菌屬、腸球菌、雙歧桿菌屬、單形擬桿菌、埃格特氏菌、類球布勞特氏菌、直腸真桿菌和梭狀芽孢桿菌屬等菌種，也豐富克里斯滕森菌和普拉梭菌菌種，同時，也減少了變形菌門、大腸桿菌和芽孢桿菌菌種，減低 F/B 比例，因而加強了腸道菌短鏈脂肪酸的產生，擁有抗發炎特性，同時由於增加一些有益菌，如植物乳桿菌、Nissle（大腸桿菌的一種）和嬰兒雙岐桿菌來幫助調控腸道通透性，加強細胞間蛋白質鍵結，強化腸道內的屏蔽效應，這似乎因改變腸道菌種的組成及降低三甲胺氧化物的含量，也降低了死亡率及降低罹患心血管疾病，神經退化性疾病等風險，也因可以降低二級膽酸而降低腸道癌發生的風險；臨床上也發現較高量的地中海飲食可以延緩阿茲海默症的進行，也可以延緩 1.5~3.5 年

的阿茲海默症病變發生；另外，對於腦中風的預防也證明是有效果的；這些變化主要藉由腸道益生菌代謝膳食纖維可以產生短鏈脂肪酸，主要包含乙酸、丙酸、丁酸，其中，又以丁酸最為重要，它不但能夠促進腸道黏液蛋白合成，增加腸道屏蔽效應，更能保護腸道免於發炎，減少腸漏症發生；研究也證實，丁酸的抗炎症特性，也可以改善衰老相關的記憶功能受損；丁酸產出菌能將乳酸代謝為丁酸，主要以厚壁菌門的 Anaerostipes、黃桿菌屬、普拉梭菌、羅氏菌屬、假丁酸弧菌屬及罕見小球菌屬菌種為重要、然而擬桿菌門中的擬桿菌屬與另枝菌屬菌種，雖然能夠代謝膳食纖維，但由於產生乙酸、丙酸能力大於乳酸產出，所以，當此菌種過量則容易造成腸道不適甚至發炎，反而不好，須注意；其實，地中海飲食食物，似乎可延長端粒長度而減低老化，這些變化也可多補充一些益生元食物，如膳食纖維、富含寡糖、木寡糖、菊糖等食物，其中包含有青色的香蕉、洋蔥（含有豐富的菊糖）、大蒜、牛蒡、蘆荀、紅茶、綠茶、蘋果、豆類、柑橘，花椰菜以及燕麥等食物來幫忙，這類食物中富含槲皮素成分，槲皮素，是一種類黃酮化合物，也是一種多酚化合物，具抗氧化效能，有助益擬桿菌增加，也會伴隨著普雷沃氏菌種的增加，都有助於讓腸道菌種變得多元化；有研究也指出，**若限制卡路里飲食**（大約 3 個月後）會增加擬桿菌屬、羅氏菌屬、普拉梭菌和梭狀桿菌等好菌生長及明顯降低 F/B 比例；但，若限制非常低量的卡路里飲食，則出現反效果，厚壁菌門菌量反而增加，不是好現象，需注意；也可採用**間歇性斷食**，也可降低卡路里攝取，而增加菌種多樣性及增加嗜黏蛋白阿克曼菌、脆弱類桿菌、乳酸桿菌、擬桿菌、普雷沃氏種；不管何種方法，著名自然 (Nature) 雜誌報導指

出，若增加蔬果、全穀雜糧及魚類食用量，3個月後，可以增加腸道菌的豐富性，減少臀圍及總脂肪量，並改善膽固醇及胰島素阻抗，其實，這些腸道菌及短鏈脂肪酸代謝物的變化，似乎也可以因誘導一些，如穀胱甘肽抗氧化物質的產生，減少老年人的低度發炎反應，而減少端粒的縮短和基因的損傷，同時，也會減低胰島素抗性、糖尿病、心血管疾病的發生、改善大腦活動功能、增強記憶力、降低神經退化性疾病的發展、增加肌肉量、改善體力、降低跌倒、骨折發生及癌症發生等的風險。

b.西方飲食

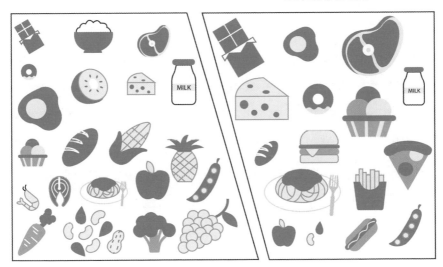

a.地中海飲食

B. 腸道菌—中醫藥與運動養生

中醫藥—然而，就代謝性心血管疾病、老化、腸道菌而言，古代中醫並沒有這些名詞，傳統中醫是注重養身及慢性病的調理，當然還有一些急重症的處理，但在血管動脈硬化方面，則存在一些可考證典籍，如中醫古典，素問：「心病者，日中慧，夜半甚，平旦靜」，類似今日「心臟衰竭」，中醫古典「金匱要略」：有胸痹，心痛徹背、胸背痛短氣、類似今日「冠心病」，中醫古典「素問」，諸風掉眩，皆屬於肝，類似於今日「高血壓」等病症的記載；在治療上，中醫用藥基本採用「辨症論治」之法，因證、因人而異，於血管動脈硬化上的辨症論治，原則上採用扶正，溫中理氣，再加上活血化瘀來考慮；由於，心血管動脈硬化疾病者，平時會有一些潛在的證象，包括氣促、胸悶、暈厥、心悸等，所以，大部分中醫會使用扶正的中藥，如人參，冬蟲夏草，黃耆、絞股藍等，及一些活血化瘀藥物，如丹參、紅花、桃仁與川七等；另外，平日食用的黑木耳、枸杞、黑棗、何首烏均對中風與心血管疾病也有預防功效，其中，木耳、枸杞則有疏通血瘀效果；何首烏也有降膽固醇效果；至於，老化肌少症較類似於中醫的「痿症」與「虛勞」證型，平日食用的當歸、薑黃、人參、黃耆、枸杞子、山藥、茯苓、何首烏與五味子等，著重於補肝脾腎之虧損，也都具備預防及治療肌少症的效能；其實，在古中醫也有所謂的「腸道菌」療法，例如，「人中黃」、「人中白」，具清熱，降火，消食積，消炎等特性，加上中藥大部分是植物，在食用上，已具備所謂益生菌，益生元的潛在本質，所以可以調整腸道菌多元性，改善腸道菌平衡，並且降低致

病菌，如 Staphylococcus, Aerococcus 和 Corynebacterium 等的增多，進而改善血糖、血脂、抗發炎，另一方面，也可促使抗發炎菌種增加，如 Akkermansia 和 Blautia 等的增多，幫助降低糖分代謝的不平衡，達到治療糖尿病的目的；其實，輔助一些富含多酚類或黃酮類成分的中藥、似乎可降低腸道菌代謝形成氧化三甲胺，以避免動脈粥狀硬化發生，例如，薑黃，多酚類中藥，可以活化細胞內 Nrf2 轉錄因子和細胞自噬反應，來對抗癌細胞；綠茶，主要含兒茶素，也是一種多酚物質，可以活化 Nrf2 轉錄因子和細胞自噬反應；黃連、黃柏中的黃連素，也是一種多酚物質，具有活化 Nrf2 轉錄因子和抗發炎效果，具有降低血糖、治療糖尿病，也可促進細胞自噬反應和抑制 p53 細胞內凋亡蛋白，防止細胞衰老出現或癌症形成；其他食材富含多酚類中的花青素，例如，洛神花、蔓越莓、藍莓、番茄、黑豆、紫色葡萄皮等，可以增加擬桿菌門菌種及短鏈脂肪酸，而減低厚壁菌門菌種；酒類中的紅酒，含多酚，可以明顯增加 Bifidobacteria 和 Lactobacillus 菌數目及丁酸產出菌 Faecalibacterium prausnitzii 和 Roseburia，而降低 Escherichia coli 和 Enterobacter cloacae；其實，這些素材，均有助益腸道菌群的調節，有養生，保健之效能，適當的加減配伍，更有助益於預防老化，降低心血管疾病發生的風險。

運動─其實，人的老化，心血管疾病，腸道菌的失衡的出現，除了適當中醫藥及飲食調理外，平時也需注意運動的調節，因平日常聽到運動減重或減胖，不運動時，體重又容易回復的原因，原則上，運動只能減少脂肪細胞大小／肥大，卻不能減少脂肪細胞數目，所

以，需要有持之以恆規則的運動，才能減胖；另一方面，運動也可以改善菌種的平衡，降低 F/B 菌種比例，增加丁酸產出菌種，如，Clostridiaceae、Faecalibacterium prausnitzii、Roseburia hominis 等，可減少肥胖組織的發炎反應，降低胰島素阻抗等；也可誘導體內幹細胞活化及增生，並延緩老化或防止代謝心血管疾病的出現及肌肉退化，流失，其中，以阻力運動訓練為最佳；一般走路運動，只能增加肌肉及肌力，延緩衰老；有研究指出，通常適量的運動，每天平均維持 30 分鐘的慢走及大步快走，兩者交互的運動，其中，每 3 分鐘間歇性穿插一次即可，一般只要能持續 5 到 6 個月，大腿就能增加約 20% 的肌肉量，並能帶來強大的健康效果及延長壽命；研究更指出，其實，每 3 分鐘慢快跑交替運動 5 至 6 個循環，這和間歇性穿插性：一般普通走與大步快走相互交互搭配的運動效果是一樣的，建議每週操作一至兩次，除可改善骨質疏鬆症外（如下圖示：），也能提高心肺功能，對腸 - 腦功能也有實質提升的功效，其主要目的是可改善體內基因調控，使細胞內粒線體和核醣體的蛋白質產量增加，並增加體內幹細胞數目及功能，使端粒長度延長，加上可以改善腸道菌的分佈，避免好菌減少及改善腸道菌的多樣性，這樣更有助益於短鏈脂肪酸的合成增加，實質上，達到延緩細胞衰老的目；反之，生活作息不正常，慢性疾病容易上身。

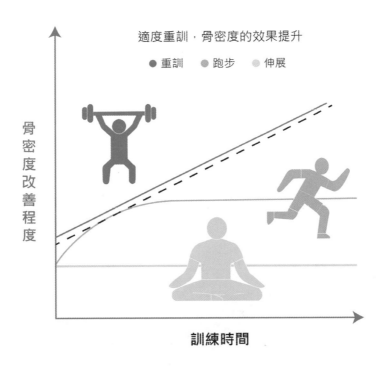

適度重訓，骨密度的效果提升

● 重訓　　● 跑步　　● 伸展

骨密度改善程度

訓練時間

總之，本人認為目前預防心血管動脈硬化、延緩老化及疾病發生的有效方法（如下圖示：）；應著重以下四種策略才是，1. 腸道菌，2. 幹細胞的誘導，3. 中西雞尾酒精準療法，4. 基因（含表觀基因及外泌體）等（請參閱筆者前三本著作）。

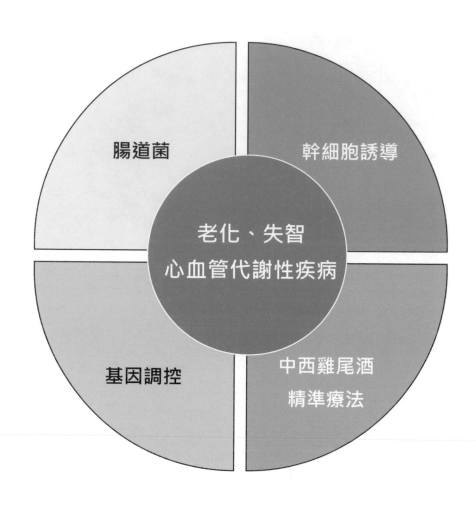

國家圖書館出版品預行編目資料

腸道菌與動脈硬化、老化、失智：三個腦、端粒、
粒線體／何豐名著. 一初版.—臺中市：豐群生技
有限公司，2023.8
　　面；　公分
ISBN 978-986-96772-4-0（平裝）
1.CST：腸道微生物 2.CST：健康法
411.1　　　　　　　　　　　112008673

腸道菌與動脈硬化、老化、失智：
三個腦、端粒、粒線體

作　　　者　何豐名
校　　　對　何豐名
美術編輯　歐陽幼芬
出版發行　豐群生技有限公司
　　　　　　406 台中市北屯區進化北路74號2樓
　　　　　　電話：(04) 2233-6215
　　　　　　傳真：(04) 2233-6295
經銷代理　白象文化事業有限公司
　　　　　　412 台中市大里區科技路1號8樓之2（台中軟體園區）
　　　　　　出版專線：(04) 2496-5995　　傳真：(04) 2496-9901
　　　　　　401 台中市東區和平街228巷44號（經銷部）
　　　　　　購書專線：(04) 2220-8589　　傳真：(04) 2220-8505
印　　　刷　基盛印刷工廠
初版一刷　2023年8月
定　　　價　850元